HEFTE ZUR UNFALLHEILKUNDE

BEIHEFTE ZUR MONATSSCHRIFT FÜR UNFALLHEILKUNDE
VERSICHERUNGS-, VERSORGUNGS- UND VERKEHRSMEDIZIN

HERAUSGEGEBEN VON PROFESSOR DR. H. BÜRKLE DE LA CAMP

HEFT 96

DIE BIOMECHANIK STUMPFER BRUSTVERLETZUNGEN BESONDERS VON THORAX, AORTA UND HERZ

EIN BEITRAG ZUM PROBLEM
DER SOGENANNTEN INNEREN SICHERHEIT
VON PERSONENKRAFTWAGEN

VON

PROFESSOR DR. G. E. VOIGT

VORSTAND DES INSTITUTES FÜR GERICHTLICHE MEDIZIN
DER UNIVERSITÄT LUND/SCHWEDEN

MIT 49 ABBILDUNGEN

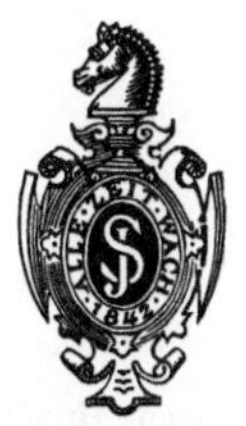

1968

SPRINGER-VERLAG / BERLIN · HEIDELBERG · NEW YORK

HEFTE ZUR UNFALLHEILKUNDE

Herausgegeben von Professor Dr. H. BÜRKLE DE LA CAMP

7801 Dottingen über Freiburg/Br.

ISBN-13: 978-3-540-04170-2 e-ISBN-13: 978-3-642-95054-4

DOI: 10.1007/978-3-642-95054-4

Library of Congress Catalog Card Number: 68-8786

Titel-Nr.: 05 97901

Inhaltsverzeichnis

Einleitung

In den Statistiken über die Todesursachen nehmen solche durch äußere Gewalteinwirkungen immer mehr zu. In den USA z. B. übertreffen zahlenmäßig nur Todesfälle durch cardiovasculäre Krankheiten und Krebs solche durch Trauma (HUGHES). Diese werden in erster Linie durch Verkehrsunfälle herbeigeführt. Deren Vermeidung und die Minderung ihrer Folgen sind — von humanitären Gesichtspunkten einmal abgesehen — zu einem vordringlichen medizinischen, technischen und in allen Ländern nicht zuletzt auch nationalökonomischen Problem geworden, zumal es meist jüngere, im Erwerbsleben stehende Personen sind, die von den Unfällen betroffen werden. Die Anzahl der verletzten und getöteten Insassen von Kraftfahrzeugen nimmt im Gegensatz zu der verunglückter ungeschützter Verkehrsteilnehmer (Fußgänger, Rad- und Kraftradfahrer) immer mehr zu. Dies erklärt die großen Bemühungen von seiten der Industrie, die Fahrzeuge bezüglich der sog. inneren Sicherheit immer mehr zu verbessern. Die USA haben zum Schutz der Fahrzeugbenutzer neuerdings gesetzlich gewisse Sicherheitsnormen für den Kraftfahrzeugbau festgelegt. Weitere Länder werden sicher mit Vorschriften folgen.

Wenn man die Kraftwagen bezüglich der inneren Sicherheit konstruktionsmäßig verbessern will, muß man jedoch wissen, welche Teile im Fahrzeuginnern für den Insassen bei einem Unfall eine wirkliche Gefahr darstellen. Manche Dinge sind augenscheinlich gefährlich. So sind z.B. vorspringende Teile wie Armaturenknöpfe, Zündschlüssel, Rückspiegel, Sonnenblende usw. bei manchen Unfällen wichtig für das Entstehen von Körperverletzungen bei den aufprallenden Insassen. Hier liegt aber sicher nicht der Schwerpunkt, auf den sich der Kraftfahrzeugkonstrukteur konzentrieren muß. Das Wesentlichste ist, daß die schweren und tödlichen Körperverletzungen bei den verschiedenen Unfallsituationen verhindert werden. Bevor man dementsprechende Maßnahmen ergreifen will, muß die Entstehungsweise der Verletzungen klargelegt sein.

Nicht weniger als 25% der bei Kraftfahrzeugunfällen in den USA ums Leben gekommenen Personen versterben infolge von Thoraxverletzungen, und etwa 50% der tödlich Verunglückten haben schwere Brustverletzungen (CHANDLER; KEMMERER, ECKERT, GATHRIGHT, REEMTSMA und CREECH).

Man weiß zwar sehr wohl, daß man bei einer Gewalteinwirkung von vorn gegen die Brust, so besonders bei Insassen frontal zusammenstoßender Kraftfahrzeuge, häufig Rupturen von Herz und Aorta erhält. Es ist aber nichts Sicheres darüber bekannt, an welcher Stelle die Körperoberfläche von einem zu derartigen Verletzungen führenden Trauma getroffen wird, welche Richtung das Trauma hat und welche Verformung des Thorax und der intrathorakalen Weichteile dem Eintritt der inneren Verletzungen vorausgeht. Solange dies nicht klargelegt ist, können alle Versuche und Berechnungen der Techniker über das Ausmaß der bei verschiedenen Unfallsituationen auf den Menschen einwirkenden Energien, die in dessen Körper in Verformungsarbeit umgesetzt werden, nicht der Wirklichkeit angepaßt werden. Damit fehlen die Voraussetzungen für die Konstruktion besserer Fahrzeuge.

Ausgehend von der Annahme, daß nur durch eine systematische Untersuchung an Unfalltoten und Korrelation mit der jeweiligen Unfallsituation die Problematik der durch stumpfe Traumen herbeigeführten, dem Eintritt der thorakalen und intrathorakalen Verletzungen vorausgehende Deformation von Brustkorb und diesem umschlossenen Weichteile einer Lösung nähergebracht werden kann, wurde in einer Reihe von Fällen die Sektion durch exakte Präparation des Thorax erweitert. Die Befunde wurden durch experimentelle Untersuchungen ergänzt. Aus einer derartigen Arbeit ließ sich auch eine Hilfe für die Verbesserung der klinischen Diagnostik der intrathorakalen Verletzungen erhoffen. Für den Gerichtsmediziner ist die Klarlegung der Mechanik der angegebenen Körperverletzungen von großer Bedeutung für die tägliche Arbeit, weil sich hieraus wesentliche Schlüsse auf den Unfallhergang und die Verletzungsfolge zulassen. Diese sind für die juristische Beurteilung mancher Unfälle wesentlich, besonders da bei zunehmender Verkehrsdichte nicht selten mehrere Fahrzeuge an einem Unfall beteiligt sind.

Bei der vorliegenden Untersuchung wurde ein besonderes Augenmerk auf die Brustverletzungen von verunglückten Kraftfahrzeuginsassen gelegt. Um möglichst genaue Hinweise auf die Gefahrenquellen in den Fahrzeugen zu geben, wurden bei den häufig vorkommenden frontalen Zusammenstößen jeweils das Fahrzeugfabrikat und die für die Entstehung der Körperverletzung wichtige Deformierung des Wagens genannt. Es sind dabei gewisse Fabrikate besonders häufig repräsentiert. Dies ist ein reiner Zufall und wurde nur durch das anfallende Material bestimmt. Die Untersuchungen wurden durchgeführt, bevor Schweden vom Links- auf den Rechtsverkehr überging.

Material und Methode

Das einem gerichtsmedizinischen Institut zur Verfügung stehende Sektionsgut wird hinsichtlich seiner Zusammensetzung von verschiedenen Faktoren bestimmt, so besonders von der gesetzlichen Regelung der Leichenschau und Leichenöffnung, die in den einzelnen Ländern sehr unterschiedlich ist. In Schweden z.B. fehlen klare Anweisungen, in welchen Fällen die Behörden eine Sektion durch den Gerichtsmediziner zu verlangen haben. Die Frequenz der Sektion von Unfalltoten ist somit in den schwedischen Regierungsbezirken leider recht unterschiedlich und hängt vielfach von dem Gutdünken der verantwortlichen Beamten ab. Dies führt mit sich, daß man aus dem Material des Institutes kein sicheres Bild über die Häufigkeit bestimmter Unfallsituationen z.B. im Verkehr erhalten kann. Während der Jahre 1960 bis 1966 kamen 809 tödliche Unfälle durch stumpfe Gewalteinwirkungen zur Untersuchung (284 Insassen von Kraftfahrzeugen, davon 87 beim Unfall aus dem Fahrzeug geschleudert; 465 Fußgänger, Rad- und Kraftradfahrer; 32 bei einem Flugzeugunglück Getötete; 21 Tod durch Fall aus der Höhe; 7 Tod durch Einklemmung).

Für die folgende Darstellung wurden von 90 Fällen, bei denen der Thorax präpariert worden war, 54 ausgewählt, bei denen der Unfallhergang auf Grund der technischen Ermittlungen am Unfallort als klargelegt angesehen werden konnte, bei denen keine hochgradige Thoraxzertrümmerung vorlag oder die Verletzungen in mehreren Phasen herbeigeführt worden waren. Es wurden in der Kasuistik auch solche Fälle wiedergegeben, bei denen keine sofort tödlichen Verletzungen der Brust vorlagen, die also dem Kliniker zu Gesicht gekommen wären, falls nicht extrathorakale Verletzungen den Tod herbeigeführt hätten. Bei der Darstellung wurden weiterhin die Erfahrungen ausgewertet, die bei den Sektionen tödlich verunglückter Insassen von Kraftwagen während der vergangenen sechs Jahre gesammelt wurden. Auf eine statistische Bearbeitung sämtlicher bei den Obduktionen von Unfalltoten registrierten Verletzungen wurde verzichtet, da derartige Untersuchungen zur Genüge vorliegen (Slätis; Bäckström; Ahrer u.a.).

Zur Vermeidung von nachträglich schwer zu beurteilenden Artefakten wurden bei den Sektionen die großen Gefäße und das Herz vor Entnahme der Organe in situ auf Verletzungen untersucht. Bei der Untersuchung des Thorax wurde in gleicher Weise vorgegangen, wie in einer früheren am Becken (Voigt). In allen Phasen der Skeletpräparation wurden somit Bewegungsversuche durchgeführt (manueller Druck gegen die mutmaßliche Stelle der Gewalteinwirkung). Die Form von eventuell vorhandenen Frakturen und die Weichteilverletzungen in deren Umgebung lassen dabei meist nur solche Thoraxdeformierungen zu, wie sie von dem Trauma erzeugt worden sind.

In der folgenden Kasuistik wurde bei der Beschreibung der Frakturen der Rippen und von Herzrupturen „vertikal“ angegeben, wenn diese bei aufrechter Körperstellung lotrecht und „transversal“, wenn sie im rechten Winkel hierzu verliefen. „Quere“ Rippenbrüche stehen im rechten Winkel zur oberen und unteren Rippenkante.

Die Zusammenstellung der Fälle geschah nach der Unfallsituation, da diese im wesentlichen bestimmend für die Art der traumatischen Thoraxdeformierung und damit für die jeweiligen thorakalen und intrathorakalen Verletzungen ist.

I. Verletzungen bei sagittaler Kompression der Brust

Fall 1 (455/66): 19jährige Kellnerin, die sich durch ein Fenster in den Schacht eines Lastenaufzuges gebeugt hatte und zwischen den abwärtsgehenden Korb des Aufzuges und die untere Kante des Fensters gequetscht wurde. Nach den Spuren an der Kleidung und Hautabschürfungen am Rücken und der Vorderseite der Brust zu urteilen, war der Brustkorb etwa in der Mitte in sagittaler Richtung komprimiert worden. Sie wurde tot in eingeklemmter Stellung vorgefunden. Keine Stauungsblutungen im Gesicht und am Hals. An der Ventralseite klaffende Fraktur des Capitulums der 1. rechten Rippe. Annähernd vertikale Infraktion an der Innenseite der 3. rechten Rippe im Bereich des Collums. Der Brustkorb ist dem Alter der Verstorbenen entsprechend sehr elastisch. Ausgedehnte Parenchymblutungen in beiden Lungen. Reichlich Blut in Bronchien und Trachea. Kleinere Mediastinalblutungen in der Umgebung der rechten Lungenwurzel und retrosternal. Keine weiteren inneren Verletzungen.

Fall 2 (36/67): 41jähriger Mann, der stehend zwischen kippende, mehrere Tonnen schwere Kisten geklemmt worden war. Nach den Hautabschürfungen an der Vorderseite der Brust und der Unfallsituation zu urteilen, war die Gewalteinwir-

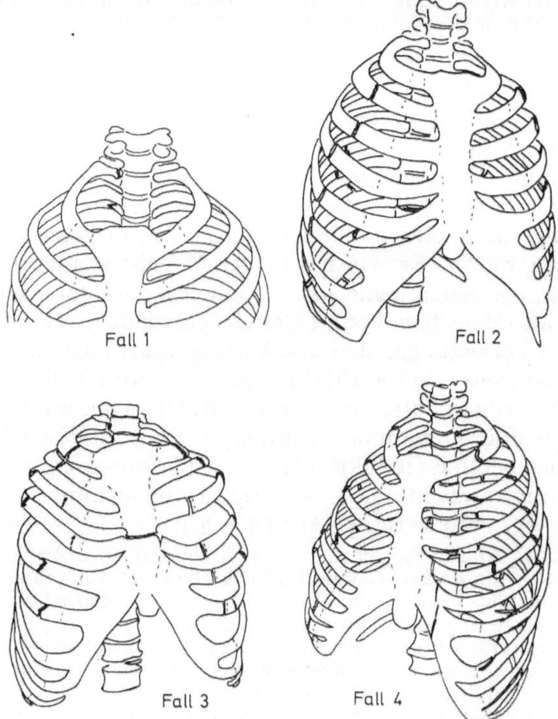

Abb. 1. Fall 1—4: Thoraxverletzungen bei sagittaler Kompression

kung genau von vorn, etwas von oben, etwa gegen die Mitte des Sternums erfolgt, während der Rücken bis zur Höhe des 8. bis 9. Brustwirbels gegen eine plane Fläche gedrückt worden war. Kranial der eben genannten Bezirke war der Körper keinem Angriff ausgesetzt. Der Verunglückte befand sich etwa 5 Min. in dieser Stellung eingeklemmt und war nach der Befreiung tot. — Ausgedehnte kleine Stauungsblutungen in den Conjunktiven und in der Haut des Gesichtes. — Der

Thorax ist deutlich in sagittaler Richtung plattgedrückt mit Frakturen im Bereich der vorderen Thoraxwand infolge Einbiegung der sternumnahen Rippenpartien (Zerfetzung des Periostes an der Außenseite) (Abb. 1). Vertikale Frakturen der 7. bis 12. rechten Rippen lateral oder medial des Angulus costae mit Zerfetzung des Periostes an der Innenseite. Vertikale Fraktur der 8. linken Rippe lateral des Angulus costae mit Zerfetzung des Periostes an der Innenseite. Ligamenta und Gelenkkapsel an der Ventralseite zwischen 9. und 10. Brustwirbelkörper sowie rechte und linke Pleura mediastinalis in der Umgebung zerfetzt. Discus intervertebralis vom 9. Brustwirbel abgerissen. — Zerfetzung der beiden Intercostalarterien in den 9. Intercostalräumen. Beidseitiger Haematothorax. Abbruch des Proc. spin. des 9. Brustwirbels mit Zerfetzung des Periostes im Bereich des caudalen Teils des vertikal verlaufenden Bruches. — Haemopericardium. Zerfetzung des Epicardes an der Vorderseite der V. cava inf. Zerfetzung der V. cava inf. im Bereich ihres Eintrittes in das Herz mit großer umgebender subepi- und -pericardialer Blutung. Zahlreiche subepicardiale Petechien an der rechten Herzkante. Vertikal verlaufende Zerfetzung der Vorhofscheidewand links der Fossa ovalis im rechten Atrium. Kleinere Zerfetzung der Fossa ovalis. In Richtung der Herzachse verlaufende, etwa 4 cm lange Zerfetzung des Endocardes und des angrenzenden Myocardes in der linken Herzkammer im Bereich des Septums dicht unterhalb der Aortaklappen (Abb. 2). Zwischen den Abgängen der 5. bis 10. Intercostalarterien zahlreiche Intima- und Mediarisse und Intimaablederungen der Aorta. Abriß des Lig. falciforme und der umgebenden Leberkapsel von der Leber.

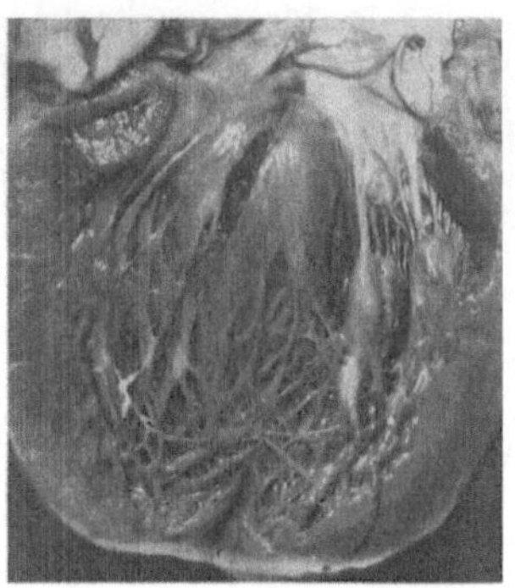

Abb. 2.
Fall 2: Endo-Myocardruptur, Septum, linker Ventrikel

Fall 3 (591/66): 62jähriger Arbeiter, der stehend zwischen die Schaufel eines Baggers und eine Wand geklemmt worden war. Die horizontale obere Kante der Schaufel hatte ihn im Bereich der oberen Schulterpartie und die untere Kante am Rücken dicht oberhalb der Beckenregion erfaßt, während das Gesicht und die Vorderseite der Brust gegen die Wand gedrückt waren. — Hautabschürfungen im Gesicht. — Hautabschürfungen und subcutane Haematome an den Schultern und in der Lendengegend des Rückens, sowie über der oberen Hälfte des Sternums. Stauungsblutungen in der Kopfschwarte, der Mundschleimhaut und im lockeren Bindegewebe um die Mm. sternocleidomastoidei. — Die Vorderwand des Brustkorbes ist abgeplattet, imprimiert. Querfraktur des Sternums zwischen 3. und 4. Rippenpaaren ohne Periostverletzung. Partieller Abbruch der 4. linken Rippe vom Sternum. An der Außenseite der aus Abb. 1 ersichtlichen Rippenfrakturen im Bereich der lateralen Thoraxpartien war das Periost zerfetzt. Abbruch des Capitulums der 1. rechten Rippe mit Zerfetzung des Periostes, besonders an der Ventralseite, offensichtlich als Folge davon, daß der ventrale Teil der Rippe nach abwärts gebogen worden ist. — Zerfetzung des Bandapparates an der Ventralseite zwischen 1. und 2. Lendenwirbel mit Abriß der Zwischenwirbelscheibe, teils vom 1., teils vom 2. Lendenwirbel, Abriß eines marginalen Fragmentes caudal von der Ventralseite des 1. Lendenwirbelkörpers. Abbruch des Proc. spin. des 1. Lendenwirbels. Diffuse Blutungen im Lungenparenchym. Keine weiteren intrathorakalen und -abdominalen Verletzungen.

Fall 4 (652/66): 42jähriger Mann, der stehend zwischen einen Pfeiler und einen sehr langsam anrollenden Lkw-Anhänger geklemmt worden war. Sofort tot. — Hautabschürfungen auf der rechten Seite des Gesichtes. Kleine Hautabschürfungen rechts des Sternums in Höhe der Symphysis sterni und des Proc. xiphoideus, auf der rechten Seite des Bauches und auf der linken Seite der Brustregion des Rückens. — Der Brustkorb ist von vorn, etwas von rechts und von hinten, etwas von links plattgedrückt. Die Lokalisation der Frakturen ergibt sich aus Abb. 1.

Dabei war das Perichondrium an der Innenseite der Frakturen des Rippenknorpels der 4. bis 7. linken Rippe zerfetzt und das Periost in der Umgebung der übrigen Brüche im Bereich der ventralen und seitlichen Thoraxpartien an der Außenseite, während Periost und Pleura parietalis an der Innenseite der in der hinteren Thoraxwand befindlichen, gesplitterten Rippenbrüche zerrissen war. Zerfetzung der Gelenkkapsel des Köpfchengelenkes der 1. linken Rippe. An der Ventralseite klaffender Abbruch eines lateralen Fragments des linken Proc. transv. des 1. Brustwirbels. Die ventralen Ligamenta vor dem Abriß des 8. vom 9. Brustwirbel waren zerfetzt. Discus intervertebr. vom 8. Brustwirbel abgerissen. Abbruch des Proc. spin. des 7. bis 12. Brustwirbels, was offenbar in der Weise geschehen war, daß die Fortsätze nach rechts gedrückt worden waren (Zerfetzung des Periostes auf der linken Seite). Vertikale Infraktion des rechten Proc. transv. des 10. Brustwirbels und des linken Proc. transv. des 11. Brustwirbels deutlich infolge einer im Uhrzeigersinn verlaufenden Drehung (von rechts gesehen) des lateralen Teils des Fortsatzes. — Zerfetzung der Pleura parietalis und der Mm. intercostales int. im 2., 6. und 8. rechten Intercostalraum in der Seitenpartie des Thorax. — Linksseitiger Haematothorax. Zerfetzung der Pleura mediastinalis dorsal der linken Lungenwurzel und dorsal und caudal der rechten Lungenwurzel. Große Zerfetzung des Pericardes auf der rechten Seite, auf die Dorsalseite übergreifend mit Zerfetzung der anliegenden Pleura. Aorta mit Ösophagus sind im unteren Teil des Thorax von der Wirbelsäule von rechts her abgelöst worden. V. cava inf. und umgebendes Epicard von vorn her fast vollständig vom Herzen abgefetzt. Etwa 2 cm lange, quer zur Herzachse verlaufende Zerfetzung der Rückwand des rechten Ventrikels des Herzens. Fast völliger Abriß der Aorta dicht oberhalb des Abganges der 9. Intercostalarterien (in Höhe der Wirbelsäulenverletzung). Querverlaufende Rupturen der Aorta auf der linken Seite in Höhe des Abganges der 3., 4. und 8. Intercostalarterien. Dazwischen mehrere Intimaablederungen. Sagittal verlaufende Zerfetzung der Trachea in der Bifurcation. Blutungen im Lungenparenchym. Abriß des Lig. falciforme von vorn her von der Leber. Kleine Leberparenchymzerfetzung an der vorderen Leberkante dicht links des Ansatzes des Lig. falciforme.

Kommentar

Die Thoraxverletzungen nach sagittalen Kompressionen gehören zu den hinsichtlich ihrer Mechanik einfachsten Brustverletzungen, da das Trauma nur in einer einzigen Richtung stattfindet und man bei der Analyse der Verletzungen nicht mit komplizierenden Schleuderungen der von der Brustregion abgelegenen Körperteile zu rechnen braucht. Freilich ist mit gewissen Unterschieden in der Lokalisation der Verletzungen in Abhängigkeit davon zu rechnen, ob die Gewalten innerhalb kleiner Bezirke oder großflächig an der vorderen und hinteren Brustwand angesetzt haben. Sehr wesentlich für den Effekt ist auch, ob die Kompression in rein sagittaler Richtung stattgefunden hat oder seitlich etwas davon abgewichen ist (Fall 4).

Die Thoraxkompression in sagittaler Richtung führt zu einer Abplattung der vorderen Brustwand, eventuell mit queren Sternumfrakturen, als Folge einer Streckung des von der Seite gesehen ventral normal konvexen Brustbeins, Querfrakturen der Rippenknorpel und zu Querfrakturen der oberen und vertikalen Frakturen der unteren Rippen etwa in den vorderen Axillarlinien. Die dabei mitunter auch eintretenden Frakturen der 1. Rippen haben auf Grund deren von den anderen Rippen abweichenden Form und Stellung ein anderes Aussehen. Die transversalen, sich etwa in der vorderen Axillarlinie befindlichen Frakturen und Infraktionen dieser Rippen (Fall 3, 4) lassen sowohl aus der Zerfetzung des Periostes an der Kranialseite und der Stellung kleiner abgesprengter Knochensplitter erkennen, daß sie die Folge einer caudalwärts gerichteten Biegung der ventralen Rippenanteile sind.

Die von kranial-dorsal nach ventral-caudal verlaufende Neigung der in den seitlichen Thoraxpartien gelegenen Rippenanteile führt bei einer sagittalen Kompression des Thorax mit sich, daß die gesamte vordere Thoraxwand gegenüber der hinteren caudalwärts abgleitet (Revenstorf). Dies und die gleichzeitige Streckung des Sternums infolge seiner Abplattung hat zur Folge, daß die ventralen Abschnitte der in den seitlichen Thoraxpartien gelegenen Rippenanteile Torsionen ausgesetzt sind. Dies und die durch die von ventral einwirkende Gewalt hervorgerufene Abplattung oder Impression der vorderen Thoraxwand kann in Aufsplitterungen zwischen äußerer und innerer Corticalis und Rißfrakturen der Rippen resultieren (Fall 4). Diese Verletzungen finden sich hauptsächlich zwischen mittlerer und vorderer Axillarlinie, wie sich aus den Fällen 3 und 4 ergibt. Die in den lateralen Thoraxpartien gelegenen Rippenabschnitte werden bei einer sagittalen Kompression der Brust maximal ausgebogen, können dabei im Bereich der mittleren Axillarlinie brechen (Fall 4) und weichen wahrscheinlich caudal- oder kranialwärts aus, was zu erheblichen Zerrungen der Weichteile im Intercostalraum und damit zu Zerfetzungen der Intercostalmuskulatur und der Pleura parietalis führen dürfte (Fall 4).

Die Rippenverletzungen in der dorsalen Thoraxwand bei sagittalen Brustkompressionen sind auf zwei verschiedene und wohl meist gleichzeitig auftretende Faktoren zurückzuführen. Dabei kann es sich um die Folge einer einfachen Abplattung der dorsalen Thoraxwand handeln, wobei die dorso-lateralen Partien der Rippen dorsalwärts ausgebogen, während die dorso-medialen Teile von der Wirbelsäule festgehalten werden. Dadurch können an der Innenseite klaffende Querfrakturen der Rippen, etwa im Bereich des Angulus costae, entstehen (Fall 2 und 4). Geschieht dies nicht, kann das Collum der Rippe in das Brustkorbinnere eingehebelt werden, wobei der Proc. transv. des zugehörigen Brustwirbels als Fulcrum dient. Es entstehen dabei Querbrüche des Collums, wobei das Capitulum durch die Gelenkkapsel des Köpfchengelenkes in seiner Stellung gehalten wird. Als Komplikation beider Frakturarten treten leicht Pleurazerfetzungen auf und das Bruchende des lateralen Fragmentes kann in die Lunge einspießen.

Die andere Möglichkeit für Rippenfrakturen im Bereich der hinteren Thoraxwand ergibt sich aus der Tatsache, daß die vordere Thoraxwand — wie schon gesagt — tendiert, nach caudal abzugleiten, wodurch also die ventralen Anteile der in den seitlichen Thoraxpartien gelegenen Rippenabschnitte caudalwärts gebogen werden. Hinzu kommt, daß die in den lateralen Thoraxpartien befindlichen Rippenanteile bei der sagittalen Kompression der Brust nicht nur ausgebogen werden, sondern wahrscheinlich gleichzeitig auch (auf Grund der eigentümlichen normalen Rippenkrümmung) kranial- oder caudalwärts ausweichen. All dies wird durch die gelenkigen und ligamentären Verbindungen zwischen Wirbel und Rippen verhindert, was zu Torsionen der Rippen nahe ihrer dorsalen Halterung führen dürfte. Dadurch können Frakturen entstehen, die sich entweder im Bereich des Collums oder lateral vom Tuberculum costae finden, oder aber der Proc. transv. des zugehörigen Wirbels wird von dem sich um eine etwa transversale Achse drehenden Collum bzw. Tuberculum der Rippe mitgerissen. Das resultiert in Abbrüchen der Querfortsätze, wobei gleichzeitig der über das Tuberculum auf den Proc. transv. vermittelte, dorsalwärts gerichtete Druck der Rippe mitwirken dürfte. Der Gefahr von Torsionsfrakturen ist besonders das Collum der 1. Rippen ausgesetzt, da diese weniger elastisch als die übrigen Rippen sind. Diese Fraktur kann bei tödlichen Thoraxkompressionen bei jugendlich-elastischen Brustkörben so ziemlich die einzige Skeletverletzung sein (Fall 1).

Eine sagittale Kompression des gesamten Thorax führt natürlich auch zu einer Streckung der im Bereich der Brust normal kyphotischen Wirbelsäule, was zu Rissen der ventralen Verbindungen zwischen den Wirbeln und Abbrüchen ventraler, marginaler Wirbelfragmente führen kann. Bei Fall 2 und 4 war dies im unteren Teil der Brustwirbelsäule geschehen.

Geringe seitliche Abweichungen der Gewalteinwirkungen von der Sagittalrichtung führt bei Thoraxkompressionen naturgemäß auf der einen Seite zu ausgedehnteren Verletzungen des Thorax als auf der anderen, was darauf beruht, daß die vordere Brustwand gleichzeitig mit der Kompression gegenüber der hinteren seitlich verschoben wird (Fall 4).

Zur Untersuchung der Deformationen von Aorta und Herz bei der sagittalen Thoraxkompression wurden Experimente am Corpus mortuum durchgeführt. Dabei wurden runde und viereckige Platten mit einer Fläche von 40 oder 200 cm² über den verschiedenen Segmenten des Corpus sterni angesetzt. Die dabei eintretenden Lageveränderungen von Aorta und Herz wurden teils nach Füllung der Aorta mit Röntgenkontrastbrei von einer A. femoralis aus im Röntgenbild, teils durch Präparation in komprimiertem Zustand klargelegt. In anderen Versuchen wurden außerdem das rechte Atrium und der rechte Ventrikel nach Füllung mit Kontrast von einer V. femoralis aus röntgenologisch dargestellt.

Geschieht die Kompression in der Weise, daß *nicht* das caudale Ende des Sternums eingebogen wird, wobei es gleichgültig ist, in welchem Niveau die Platte des Corpus sterni angreift und ob dabei Frakturen desselben durch Einbiegung auftreten oder nicht, zeigt sich an Herz und Aorta das gleiche Bild: Das Herz wird weit nach links neben die Wirbelsäule caudalwärts in die linke Pleurahöhle abgedrängt und zieht die gestreckte Aorta ascendens mit dem proximalen Teil des Arcus aortae mit sich, so daß sich der Abgang der Aorta aus dem Herzen links der Medianlinie befindet. Die brachiocephalen Arterien, so besonders der Truncus brachiocephalicus, wird dabei ganz erheblich gezerrt, und letzterer riß bei maximaler Kompression von der Aorta ab. Der Arcus aortae zeigt somit eine Hyperflexion, wobei eine Knickbildung an der Innenseite des Aortabogens etwa in Höhe des Abganges der linken A. subclavia auftritt (Abb. 3). Durch den Druck des nach links verschobenen Herzens kam es auf der linken Seite zu Herzbeutelrupturen, die offenbar von der linken Seite des Facies diaphragmatica der Pericardes ausgingen. Die Zerfetzungen befanden sich dorsal des N. phrenicus. Bei einem Experiment hatte dieser wie eine Saite tief in den Kammerteil des Herzens eingeschnitten, sodaß ein großer Teil desselben fast abgetrennt war. In einem weiteren Halle wurde eine derartige Ruptur mit erheblich zerfetzten Kanten auch ohne Ferzbeutelverletzungen erzeugt. Als Folg eder von der Verschiebung des Herzens qervorgerufenen Zerrung im Bereich dessen caudaler Verankerung stellten sich Rupturen der V. cava inf. an deren Mündung in das rechte Atrium mit umgebenden Pericardrupturen ein, aber besonders auch vertikalen Rupturen von Endocard und Myocard des Vorhofseptums links der Fossa ovalis im rechten Atrium. Am Herzen wurden weiter große, quer zur Herzachse verlaufende septale Rupturen von Endocard und Myocard etwa in der Mitte des linken Ventrikels erzeugt, sowie unregelmäßige septale Rupturen dicht unterhalb der Aortaklappen. Infolge der

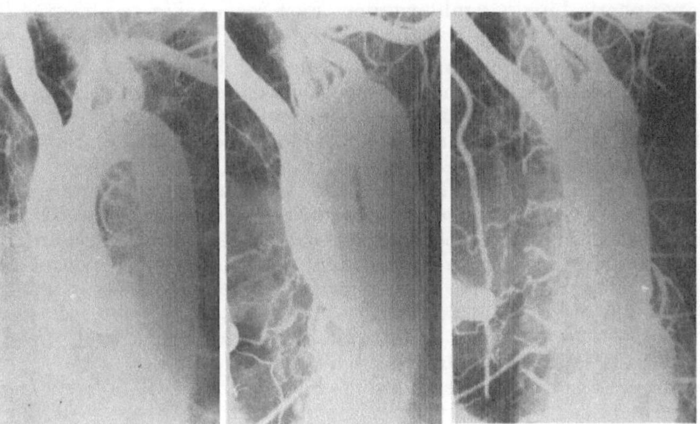

Abb. 3. Deformierung der Aorta bei sagittaler Kompression der Brust. Schräge Projektion (von rechts dorsal nach links ventral)

Zerrung des Herzens nach links sind weiterhin Rupturen auf der rechten Seite der rechten Atriumwand, aber auch der rechten Äste der V. und A. pulm. in den Herzbeutel hinein produziert worden. Schließlich ließ sich durch eine Gewalteinwirkung gegen die Umgebung der Mitte des Sternums eine Trachearuptur erzeugen,

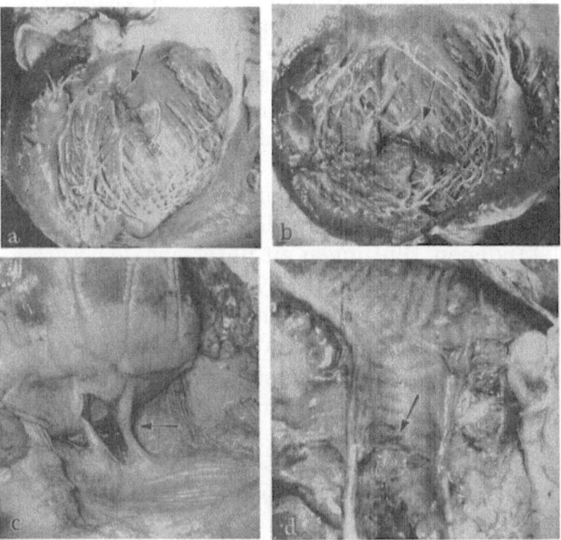

Abb. 4 a—d. Experimentelle Rupturen durch sagittale Kompression der Brust: a und b Septum, linker Ventrikel des Herzens, c Ruptur der V. cava inf. an der Mündung (Herz nach oben geklappt), d Bronchusruptur

die das gleiche Aussehen wie bei Fall 4 hatte. In einem Experiment, bei dem die Impression der vorderen Brustwand etwas von ventral rechts geschah, resultierte ein Abriß des rechten Hauptbronchus. Das rechte Atrium und der Ventrikel des Herzens werden bei präcordialer sagittaler Impression der vorderen Brustwand bis auf die Kammerspitze vom Röntgenkontrast entleert, der offenbar in die A. pulmonalis gepreßt wird, wodurch die Verzweigungen der Lungenarterien bis weit in die Lungenperipherie hinein gefüllt werden. Fast regelmäßig resultierten Risse des Lig. falciforme, aber auch Leberrupturen entlang der Insertion dieses Bandes.

Ein wesentlich anderes Bild erhält man, wenn durch die Kompression der unterste Teil des Sternum eingebogen wird und sich dabei zwischen Herz und Leber schiebt. In diesem Falle wird das Herz quergestellt und kranialwärts abgedrängt. Es tritt dann keine Hyperflexion des Arcus aortae ein, da die Aorta ascendens nicht vom Herzen nach links gezerrt wird. Vielmehr vergrößert sich der Durchmesser des Arcus aortae (Deflexion) und die Aorta ascendens wird entsprechend der Stellung des Herzens nach links abgeknickt, wenn auch nicht so stark wie in den auf S. 34 beschriebenen Experimenten. Es wurden quere Abrisse der V. cava inf., aber auch Risse des Lig. falciforme und ausgedehnte Leberzerfetzungen erhalten, letztere entsprachen den imprimierten Rippenbogen. Es mag von Interesse sein, daß zur Erzeugung der Atriumseptum - und V. cava inf. - Verletzungen an der totenstarren Leiche, mehr als 200 kp erforderlich sind, die über eine Fläche von 200 cm² auf die Vorderseite der Brust verteilt einwirken. Um die gleichen Verletzungen beim Lebenden hervorzurufen, dürften die notwendigen Kräfte bedeutend geringer sein, und sie vermindern sich wesentlich, wenn das Trauma an einer kleineren Fläche angreift.

Bereits Revenstorf hat in Versuchen an Leichen beobachtet, daß das Herz bei der sagittalen Kompression nach links und caudal verschoben wird. Er nahm auf Grund dieser Ergebnisse an — ohne dies allerdings in seinen Versuchen bestätigen zu können —, daß die durch Verlagerung des Herzens eintretenden Zerrungen für die Rupturen an der Einmündung der V. cava inf. und des rechten bzw. linken Vorhof verantwortlich sind.

Gegen die Versuche kann natürlich eingewendet werden, daß die dabei erzielten Verletzungen nicht mit denen beim Lebenden vergleichbar sind, da das lebende Gewebe sich gegenüber einem Trauma schon auf Grund der veränderten Viscosität des zirkulierenden Blutes anders verhält als post mortem. Demgegenüber kann jedoch die geradezu verblüffende Ähnlichkeit bezüglich des Aussehens und der Lokalisation der intravital und postmortal erhaltenen Verletzungen hervorgehoben werden. Von gerichtsmedizinischem Interesse ist dabei, daß in einem Fall, bei dem eine Kompression 12 Stunden p.m. durchgeführt wurde, sogar subepicardiale Blutungen erhalten wurden, die makroskopisch nicht von intravital entstandenen Blutungen zu unterscheiden waren.

Die am Corpus mortuum erzielten Resultate entsprechen auch denen von Lloyd, Heydinger, Klassen und Roettig; Roberts, Jackson und Berkas bei ihren Experimenten an Hunden.

Die experimentellen Resultate lassen sich auf die vorgenannten Sektionsfälle überführen. Bei diesen waren allerdings besonders Parenchymblutungen in den Lungen auffallend (Fall 1—4). Es ist denkbar, daß diese auf die durch die Herzkompression plötzlich eintretende Entleerung des rechten Herzens vom darin befindlichen Blut und dadurch herbeigeführte schlagartigen Blutfüllung der Lungen zurückzuführen sind, wodurch es vermutlich zu Gefäßrupturen in den Lungen kommt. Es muß aber auch daran gedacht werden, daß durch die Verformung des Thorax bedingte Zerrungen und Quetschungen des Lungenparenchyms intrapulmonale Gefäßrupturen veranlassen. Die Verletzung im rechten Atrium, der V. cava inf. und des Ventrikelseptums wird in Fall 2 auf die Abdrängung des Herzens nach links zurückgeführt (Zerrung). Auffallend in diesem Fall sind weiterhin die kleinen subepicardialen Stauungsblutungen im Bereich der rechten Herzkante, offensichtlich auf der Herzquetschung beruhend. Erwähnenswert ist hierbei, daß sich mikroskopisch nach Anwendung der für derartige Untersuchungen außerordentlich gut geeigneten Färbung mit Phosphorwolframhaematoxylin (PTAH) nach Mallory (VOIGT) Verdichtungen und Auflockerungen der Querstreifung und das Auftreten breiter unregelmäßiger Querbänder im Cytoplasma der Muskelzellen feststellen ließen. Die Intimaverletzungen der Aorta in Fall 2 sind durch deren Quetschung und Abdrängung nach links infolge der Kompression zwischen Herz und dorsaler Thoraxwand hervorgerufen worden.

Bei Fall 4 wich die Kompressionsrichtung von der Sagittalen ab, und die vordere Thoraxwand mit dem gesamten Mediastinum ist deutlich nach links verschoben worden. Das hatte Zerrungen und Zerreißungen der Pleura mediastinalis dorsal und caudal der Lungenwurzel und des Pericards auf der rechten Seite zur Folge. Aorta und Ösophagus sind im unteren Teil des Thorax nach links abgedrängt worden. Auch in diesem Fall ist es zu Verletzungen im Bereich der unteren Verankerung des Herzens, d. h. der V. cava inf. gekommen. Inwieweit der Aortaabriß auf eine einfache Überstreckung, zusammen mit der Wirbelsäulenverletzung, oder auf eine Torsion, zusammen mit einer eventuellen Drehbewegung des 8. gegenüber dem 9. Brustwirbel um eine vertikale Achse, zurückzuführen ist, läßt sich nicht angeben. Die die Ruptur umgebenden Intimaverletzungen der Aorta dürften die Folge von Zerrungen und Quetschungen sein.

II. Brustverletzungen bei Pressung des Rumpfes gegen die gebeugten Oberschenkel

Fall 5 (358/64): 20jähriger Mann, der, in einer Sandgrube sitzend, unter einen langsam nach der Seite kippenden Lkw geklemmt worden war. Der Oberkörper war maximal nach vorn gebeugt, so daß der Kopf zwischen die leicht gespreizten Oberschenkel zu liegen gekommen war. Petechien in Gesichtshaut und Conjunctivae. Keine äußeren Verletzungen im Bereich der Brustregion.

An der Ventralseite gesplitterte Kompressionsfraktur des Körpers des 1. Lendenwirbels. Im Bereich der caudalen Bruchfläche sieht man zahlreiche, von caudal-links nach kranial-rechts gebogene kleine Knochenfragmente. Quere Rißfraktur des Wirbelbogens durch den kranialen Teil des Proc. spin. verlaufend. Die Frakturen lassen erkennen, daß der obere Teil der Wirbelsäule nach vorn und rechts gebeugt worden war. Die Vorderwand des sehr elastischen Thorax ist deutlich, besonders auf der linken Seite, imprimiert worden, mit queren Infraktionen der linken 2., 3., 5. bis 7. Rippen etwa in der vorderen Axillarlinie zur Folge. Von den Frakturen der 5. bis 7. Rippen gehen lateralwärts verlaufende kleine Fissuren an deren oberen und unteren Kante ab, die besonders an der Unterkante klaffen. Schräg von dorsal-kranial nach lateral-caudal verlaufende Fraktur der 8. rechten Rippe im Bereich des Angulus costae, offenbar als Folge einer Aus- und Aufwärtsbiegung des lateral davon gelegenen Rippenteils mit Zerfetzung des Periostes und der Pleura parietalis. Die Pleurazerfetzung setzt ventralwärts fort. Die Mm. intercost. int. sind ebenfalls zerfetzt. Infraktion der 9. rechten Rippe medial des Angulus costae, deutlich als Folge davon, daß der lateral davon gelegene Teil der Rippe aus- und gleichzeitig aufwärts gebogen worden ist. Quere Infraktion an der Innenseite der 8. und 9. rechten Rippe etwa in der vorderen Axillarlinie infolge einer Einbiegung der sternumnahen Rippenpartien. Gesplitterte Querfraktur des lateralen Teils des Collum der 1. linken Rippe mit einer Periostzerfetzung, hauptsächlich an der Ventralseite. Die Stellung der Bruchflächen und die Verletzungen des Periostes lassen zu, daß der ventrale Teil der Rippe sehr leicht aufwärts bewegt werden kann, während eine forcierte Abwärtsbewegung nicht möglich ist. Transversal verlaufende Fissur an der Dorsalseite der 3. linken Rippe zwischen Tuberculum und Angulus costae. Zerfetzung der Pleura parietalis und der Mm. intercost. int. im 3. und 6. linken Intercostalraum. Quere Infraktion der inneren Corticalis im unteren Teil des Manu-

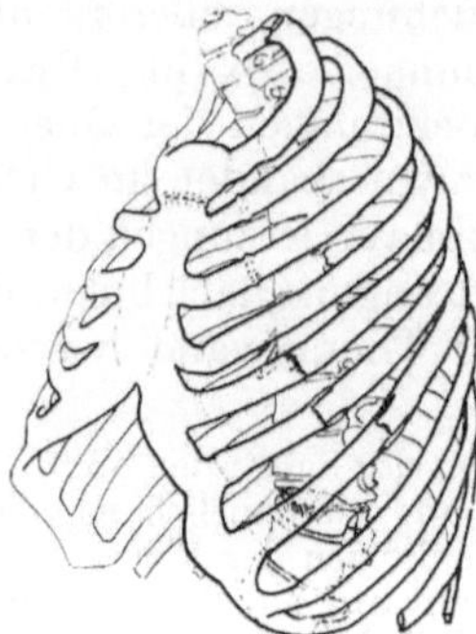

Abb. 5. Fall 5: Thoraxverletzung bei Pressung des Rumpfes gegen die gebeugten Oberschenkel

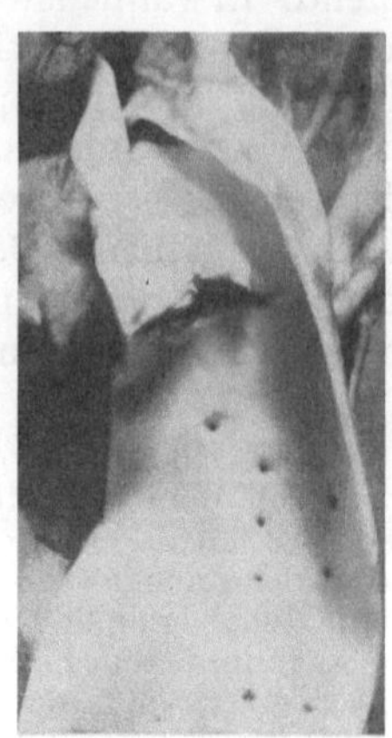

Abb. 6. Fall 5: Aortaruptur

brium sterni mit ineinander geschobenen kleinen Fragmenten. — Quere Ruptur der Aorta descendens an deren ventralen und rechten Seite direkt unterhalb des Ansatzes des Lig. arteriosum mit Zerfetzung der anliegenden linken Pleura mediastinalis. Abriß der V. azygos etwa 4 cm unterhalb deren Mündung in die V. cava sup. Linksseitiger Haematothorax. Blutungen im Lungenparenchym, hauptsächlich an der Basis des rechten Lungenunterlappens. Subkapsuläre Blutungen in der Umgebung des Ansatzes des Lig. falciforme der Leber.

Kommentar

Dieser Fall unterscheidet sich von den Fällen 1 bis 4 dadurch, daß außer der Kompression der Brust eine maximale Beugung der Wirbelsäule stattgefunden hat.

Er ist von besonderem Interesse, da er zeigt, daß Aortarupturen an der sog. klassischen Stelle (ZEHNDER), d.h. am Übergang vom Arcus aortae in die Aorta descendens, durch verhältnismäßig langsam einwirkende Gewalten entstehen können, bei denen somit durch plötzliche Decelerationen des Körpers eventuell denkbare Schleuderungen der inneren blutgefüllten Weichteile nicht auftreten und somit keine Bedeutung für das Zustandekommen der Aortaruptur haben können. Ein fast analoger Fall ist bereits a.a.O. erwähnt worden (VOIGT). Wie sich aus den Skeletverletzungen bei Fall 5 erkennen läßt, ist der Rumpf gegenüber den Beinen gewaltsam nach vorn und etwas nach rechts gebeugt worden, wodurch es zu der Fraktur des 1. Lendenwirbels gekommen ist, die an der Ventralseite als Kompressions-, an der Dorsalseite als Rißfraktur anzusehen ist. Die Vorderwand des Thorax ist durch den Druck gegen vermutlich einen Oberschenkel imprimiert worden. Dies hatte Infraktionen mehrer linker Rippen in der vorderen Axillarlinie zur Folge. Die sehr elastischen Rippen sind bei der sagittalen Kompression in den lateralen Thoraxpartien offenbar maximal ausgebogen und damit gekrümmt worden, sowie hier teilweise nach oben und unten ausgewichen, was zu den beschriebenen Weichteilverletzungen in den Intercostalräumen geführt hat, aber auch zu den Frakturen der 8. und 9. rechten Rippe. Die Infraktion des Sternums und besonders die Fraktur des Collums der 1. linken Rippe lassen erkennen, daß die vordere Thoraxwandung von caudal her eingebogen und kranialwärts zu gedrückt worden ist.

Die bei diesem Fall beobachtete Aortaruptur befindet sich auf der rechten und Ventralseite dicht unterhalb der Insertion des Lig. arteriosum. Die Thoraxkompression hat, nach den Rippenbrüchen und den Zerfetzungen in den Intercostalräumen zu urteilen, etwas von rechts caudoventral nach kraniodorsal stattgefunden. Bezüglich der Entstehungsweise der Aortaruptur gelten die Ausführungen auf S. 35.

Die Parenchymblutungen an der Basis des rechten Lungenunterlappens dürften auf die lokale Kompression zurückzuführen sein. Die Blutungen im Bereich des Ansatzes des Lig. falciforme unter der Leberkapsel werden, ebenso wie die Zerfetzung des Lig. falciforme bei Fall 4, als die Folge davon angesehen, daß die Leber bei der Impression des unteren Teils der vorderen Thoraxwand aus ihrem Lager caudalwärts herausgedrückt wird, wodurch es zu Zerrungen des Lig. falciforme kommt.

III. Brustverletzungen bei Insassen von Kraftfahrzeugen

1. Verletzungen beim Fahrer nach frontalem Aufprall

Fall 6 (154/66): 34jähriger Fahrer eines Pkws (VW 1300), der im Stadtverkehr (etwa 50 km/Std.) frontal auf einen Mast geprallt war. Der Fahrer wurde auf seinem Sitz angetroffen, hing jedoch mit dem Oberkörper aus der offenen linken Tür heraus. Windschutzscheibe zertrümmert. Die Lenksäule etwa 10 cm in das Fahrzeug hineingeschoben, der oberste Teil etwas nach rechts und abwärts gebogen. Rechter und unterer Teil des Radkranzes der Lenkung nach vorn gebogen. Am oberen Teil des Radkranzes deutlich zwei kleine Impressionen, die den oberen Schneidezähnen des Verunglückten entsprechen könnten. — Große, querverlaufende Schnittwunde der Stirn, mit zahlreichen bis in die Stirnhöhle eingepreßten Glassplittern (Verbundglas). Keine intrakranialen Verletzungen. — Hautabschürfung rechts der linken Brustwarze, etwa der Nabe des Lenkrades des Fahrzeuges entsprechend, mit großer Zerfetzung des subcutanen Gewebes und des linken M. pectoralis maj. Darunter eine deutliche Impressionsverletzung der vorderen Thoraxwand, mit weit klaffenden Frakturen der 2. bis 5. linken Rippe und völliger Zerfetzung der umgebenden Weichteile (Intercostalmuskulatur, Pleura parietalis). Die medialen Rippenfragmente sind deutlich tief in das Innere des Thorax eingebogen worden. Die übrigen Frakturen ergeben sich aus Abb. 7. Fraktur des Sternums zwischen 2. und 3. Rippe, die entlang der linken Sternumkante und an dessen Vorderseite hauptsächlich links klafft, deutlich dadurch entstanden, daß die linke Seite des Sternums in den Thorax eingebogen worden ist. — Etwa 2×2 cm große Zerfetzung der Aorta descendens an der linken Seite zwischen den Abgängen der A. subclavia sin. und der 2. Intercostalarterien mit Verletzung der angrenzenden linken Pleura mediastinalis, offensichtlich durch das eindringende Bruchende des eingebogenen medialen Fragmentes der 2. linken Rippe hervorgerufen. Ruptur des linken kranialen Astes der V. pulmonalis im Lungenhilus. Zerfetzung des linken

Hauptbronchus im Bereich des Lungenhilus. Laceration des Oberlappens der linken Lunge. Linksseitiger Haematothorax. Kleine mikroskopisch nachweisbare subepicardiale Myocardläsionen an der Außenseite der linken Kammerwand nahe des Sulcus coronarius. An der Vorderseite der linken A. subclavia nahe ihres Abganges ein querverlaufender Einriß. Abriß der A. subclavia sin. distal des Abganges

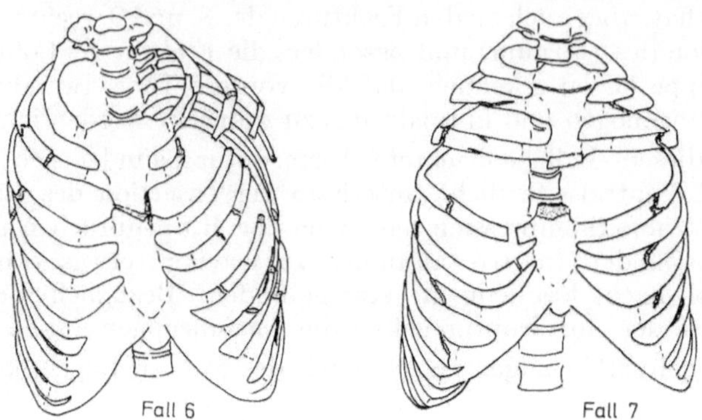

Abb. 7. Fall 6 und 7: Thoraxverletzungen durch Lenkradnabe

der A. vertebr. Etwa sagittal verlaufende, 6 cm lange Zerfetzung von Pericard und anliegender Pleura auf der rechten Seite dicht oberhalb des Diaphragmas. — Kleine subkapsuläre Blutungen an der Oberseite der Leber, links des Ansatzes des Lig. falciforme.

Fall 7 (267/66): 40jähriger Fahrer eines Lieferwagens (Volvo 210), der frontal (Geschwindigkeit nach Aussage des Fahrers eines nachfolgenden Pkws etwa 40 km/Std.) gegen die linke Seite eines ins Schleudern geratenen anderen Pkw geprallt war. Die Lenksäule war etwa 30 cm in das Innere des Fahrzeuges verschoben worden. Radkranz und Speichen des Lenkrades abgebrochen. Nabe des Lenkrades etwas abwärts gebogen. Windschutzscheibe zertrümmert. Der sofort tote Fahrer wurde, mit dem Oberkörper nach vorn gebeugt, auf seinem Platz sitzend angetroffen. — Keine Kopfverletzung. — Halbkreisförmige, nach links unten konvexe Hautabschürfung rechts der Mittellinie, etwa in Höhe der 4. Rippen an der Vorderseite der Brust mit subcutaner Blutung. Die Verletzung entsprach nach ihrer Lage der Nabe des Lenkrades. Große, klaffende, quere Zerfetzung der Thoraxvorderwand zwischen den 3. und 4. Rippen quer durch das Sternum und lateral davon zu beiden Seiten im 3. Intercostalraum. Weit klaffende Fraktur des Rippenknorpels mit Zerfetzung der Weichteile in der Umgebung und klaffende Querfraktur lateral der Mamillarlinie der 4. rechten Rippe. Querfraktur des Manubrium sterni ohne Periostverletzung. Die übrigen Frakturen, an deren Außenseite das Periost stets verletzt war, ergeben sich aus Abb. 7. — Zerfetzung der Pleura parietalis auf beiden Seiten im Bereich der queren Zerfetzung der vorderen Thoraxwand. Ober- und unterhalb der Fraktur des Corpus sterni ist das Mediastinum in einem mehrere Zentimeter breiten Bezirk von der Innenseite des Sternums abgelöst. Große Zerfetzung des Pericards und der anliegenden Pleura auf der rechten Seite. Vertikal verlaufende Zerfetzung der Wand des rechten Atriums des Herzens, die zwischen der rechten Seite der V. cava sup. und der V. cava inf. verläuft. Abriß des Ramus dexter der A. pulm. und querer Einriß des Ramus sup. der V. pulm. im rechten Lungenhilus. Ausriß des rechten Hauptbronchus aus der Trachea. Parenchymblutungen in beiden Lungen ohne makroskopisch nachweisbare Rupturen. Rechtsseitiger Haematothorax. Aorta und davon abgehende Arterien unversehrt.

Fall 8 (286/66): 34jähriger Fahrer eines Pkws (Saab), der mit einer Geschwindigkeit von höchstens 50 km/Std. frontal gegen einen Baum geprallt ist. Der obere und untere Teil des Radkranzes der Lenkung nach vorn gebogen. Lenksäule nach vorn gebogen, einige Zentimeter in das Innere des Fahrzeuges und aufwärts geschoben mit Deformierung des Armaturenbrettes. Windschutzscheibe zertrümmert. Der Fahrer war sofort tot und befand sich auf seinem Sitz. Kopf unverletzt. Frakturen der rechten Tibia und Fibula. — Hautabschürfungen über dem unteren Drittel des Sternums mit Zerfetzung des subcutanen Fettgewebes (Decollement). Der sehr elastische Brustkorb war im Bereich der unteren Hälfte des Sternums imprimiert worden. Die Rippenknorpel der 4. bis 7. rechten Rippen vom Sternum abgebrochen, mit Zerreißung der umgebenden Intercostalmuskulatur und der Pleura parietalis.

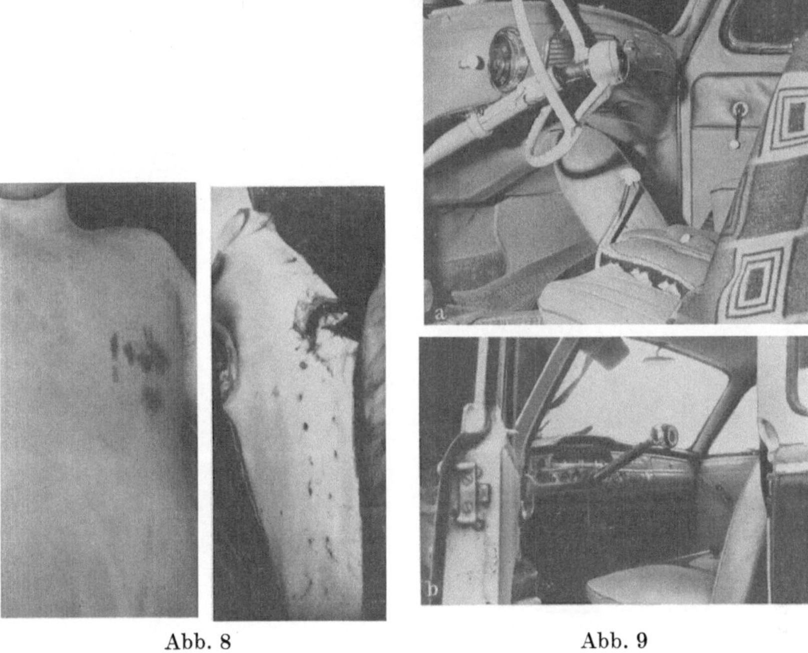

Abb. 8 Abb. 9

Abb. 8. Fall 6: Haut- und Aortaverletzung (in situ)

Abb. 9 a u. b. Fall 6: a und 7: b. Deformierung der Lenkung. Man beachte die vorstehenden Lenkradnaben und den Einschub der Lenksäulen

Infraktionen des Rippenknorpels der 5. und 6. linken Rippe an der Innenseite dicht links des Sternums. Fraktur des Rippenknorpels der 7. linken Rippe mit Zerfetzung der umgebenden Intercostalmuskulatur und der anliegenden Pleura parietalis. Diese Zerfetzung setzt im Intercostalraum etwa 15 cm nach links fort. Abriß des Diaphragmas von der vorderen Brustwand in einen etwa 7 cm langen Bezirk links des Herzbeutels. Zerfetzung der Symphysis sterni an der Vorderseite, die besonders dann weit zum Klaffen gebracht werden kann, wenn der untere Teil des Sternums imprimiert und gleichzeitig kranialwärts gedrückt wird. Abbruch des Rippenknorpels der 2. linken Rippe vom Sternum. Vertikale Infraktionen an der Innenseite der 8. und 9. linken Rippe rechts des Angulus costae. Die aus Abbildung 10 ersichtlichen Infraktionen an der Innenseite der 4. bis 9. linken Rippe waren durch Einbiegung der sternumnahen Rippenpartien hervorgerufen. — Große Zerfetzung des Pericards und der anliegenden Pleura auf der linken Seite dorsal des N. phrenicus dicht oberhalb des Diaphragmas. Linksseitiger Haematothorax. Zerfetzung der Vorderwand des rechten Ventrikels des Herzens im Sulcus interventricularis ant., die an der Herzspitze beginnt und coronarwärts dicht unterhalb des Ansatzes der Valv. tricusp. in einer annähernd runden Laceration endet. Große Zerfetzung der Wandung des rechten Vorhofes an der Ventralseite der Mündung der V. cava inf. Zerfetzung des Vorhofsseptums. Mehrere querverlaufende Intimazerfetzungen des Ramus desc. der linken A. coron. Große Pericardzerfetzung an der Dorsalseite des Herzbeutels, in deren Tiefe der sonst unversehrte Oesophagus freigelegt ist. Etwa 1 cm lange querverlaufende Ruptur der Aorta dicht unterhalb des Ansatzes des Lig. arteriosum. Zerfetzung der linken Pleura mediastinalis dorsal und caudal des linken Lungenhilus. Die Zerfetzung reicht nicht bis zur Höhe der beschriebenen Aortaruptur. Fast vollständiger Abriß des Lig. falciforme von vorn her von der Leber. Sagittal verlaufende Kapselrupturen an der Ober- und Unterseite des linken Leberlappens. Große zentrale Zerfetzung im linken Leberlappen.

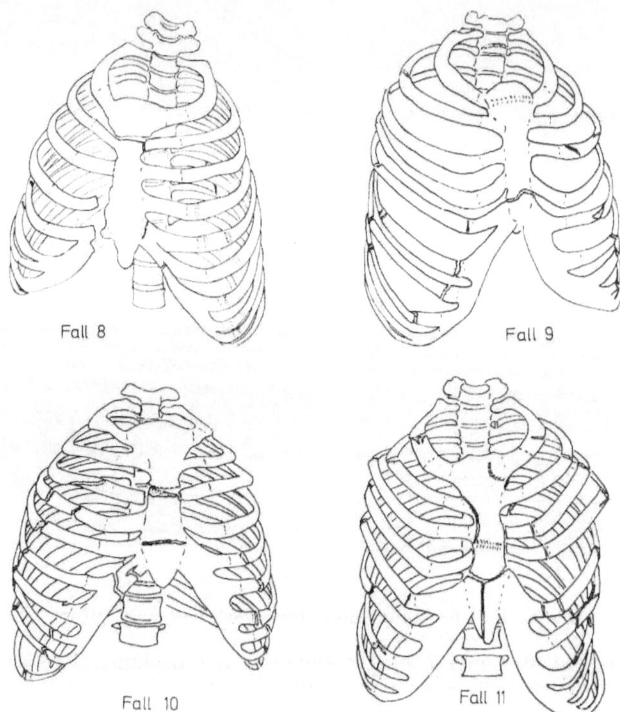

Abb. 10. Fall 8—11: Thoraxverletzungen bei Fahrern (frontaler Anprall)

Fall 9 (314/66): 35jähriger Fahrer eines Pkw (DAF), der frontal mit einem Lkw zusammengestoßen war. Frontpartie des Pkw eingedrückt. Windschutzscheibe zertrümmert. Fahrersitz von seiner Verankerung abgerissen und nach vorn verschoben. Der Fahrer wurde zwischen der Rücklehne seines Sitzes und dem Lenkrad eingeklemmt vorgefunden, dessen unterer Teil nach vorn gebogen war. Lenksäule nach vorn gebogen. Er war sofort tot. — Querverlaufende Platzwunde über der linken Augenbraue mit Skalpierungsverletzung oberhalb davon. Fraktur des linken Humerus. Zertrümmerung der Condylen des rechten Femur. — Querverlaufende Haematome und Hautabschürfungen über der unteren Hälfte der vorderen Brustkorbwand in Höhe des untersten Teils des Corpus sterni mit Zerfetzung des subcutanen Fettgewebes (Decollement). Bewegungsversuche an der Leiche und an dem sehr elastischen isolierten Brustkorb zeigen, daß die gesamte vordere Brustkorbwand durch die von vorn unten und vermutlich etwas von links her einwirkende Gewalt unter Einbiegung ihres unteren Teils gewaltsam nach oben und rechts gepreßt worden ist, was sich auch aus dem Decollement ableiten läßt. — Querfraktur des Sternums zwischen 4. und 5. Rippen mit Zerfetzung des Periostes nur an der Innenseite, besonders links. Querverlaufende Infraktion an der Innenseite des Manubrium sterni mit eingebogenen und ineinander geschobenen kleinen Knochensplittern. Bezüglich der Rippenfrakturen wird auf Abb. 10 verwiesen. Querverlaufende Rißfraktur ventral in der unteren Hälfte des Körpers des 1. Brustwirbels mit Zerfetzung der Ligamenta und des Periostes an der Ventralseite. Abriß des Körpers des 5. vom 6. Halswirbel mit Zerfetzung des Bandapparates an der Ventralseite und beidseitigen Querbrüchen der Radizes des Wirbelbogens des 6. Halswirbels. — Ausgedehnte Zerfetzung der Pleura parietalis und der M. intercost. int. im 4. linken Intercostalraum in der Seitenpartie des Thorax. — Fast völliger Abriß

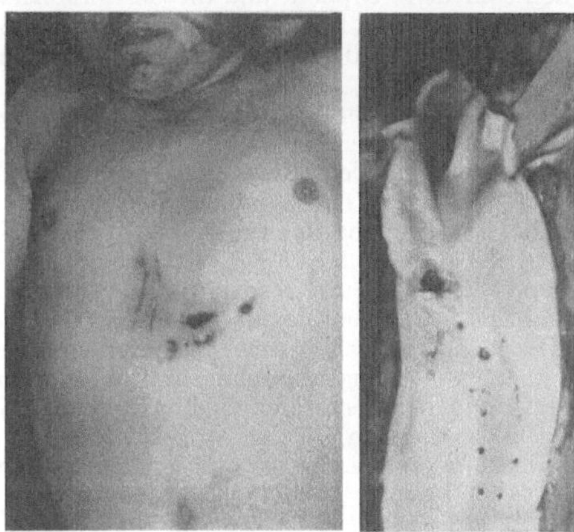

Abb. 11. Fall 8: Haut- und Aortaverletzungen

der V. cava inf. vom Herzen. Nur dorsal besteht eine Verbindung. Zerfetzung des Vorhofsseptums links der Fossa ovalis. Zerfetzung des Pericards und der anliegenden Pleura auf der linken Seite vor und unterhalb des Ramus sin. der A. pulm. Vollständiger Abriß der Aorta descendens 1 cm unterhalb des Lig. arteriosum mit Zerfetzung der angrenzenden linken Pleura mediastinalis. Oberhalb des Abrisses einige kleine Intimarupturen an der Innenseite des Aortabogens. Linksseitiger Haematothorax. Blutungen im Parenchym beider Lungenunterlappen. Völliger Abriß des Lig. falciforme von der unverletzten Leber. Kleine Kapselrupturen an der Facies diaphragmatica der Milz.

Fall 10 (65/66): 35jähriger Fahrer eines Pkws (Volvo Duett), der mit etwa 80 bis 90 km/Std. Geschwindigkeit frontal auf die hintere Stoßstange und die rechten hinteren Zwillingsreifen eines abgestellten Lkw-Anhängers (Tankwagen) aufgefahren ist. Vorderteil des Pkw zusammengepreßt. Lenksäule und unterer Umfang des Radkranzes des Lenkrades kräftig nach vorn gebogen. Blut an der Rückseite der Lenksäulennabe. Windschutzscheibe zertrümmert. — Der offenbar sofort tote Fahrer wurde auf seinem nach vorn geglittenen Sitz angetroffen. — Kleinere Schnitt- und Platzwunden im Gesicht. — Große querverlaufende Platzwunde der Bauchdecke dicht unterhalb der Rippenbogen, hauptsächlich rechts, mit Prolaps von Teilen der Leber, des Magens mit anhängendem Omentum majus und einigen Dünndarmschlingen. Oberhalb der großen Wunde ist die Haut mit dem subcutanen Fettgewebe in einem querverlaufenden, etwa 10×20 cm großen Bezirk abgeledert. Die unteren zwei Drittel der vorderen Brustkorbwand sind von vorn unten und etwas rechts her kräftig eingebogen. Klaffende Querfrakturen des Rippenknorpels der 6. bis 9. rechten Rippen und eine Zerfetzung der umgebenden Weichteile einschließlich des Diaphragmas. An der Außenseite klaffende Querfraktur des Sternums oberhalb der 3. Rippen. Abriß des umgebenden Mediastinums vom Sternum. Quere Infraktion an der Außenseite des Sternums zwischen den 5. Rippen. Die übrigen Rippenbrüche und Infraktionen, an deren Außenseite das Periost zerfetzt war, sind aus Abb. 10 ersichtlich. An der Ventralseite klaffende Querbrüche der oberen Hälfte des 10. und 11. Wirbelkörpers. Die ventrale Ligamenta vor dem Bruch des 10. Wirbels erhalten, vor dem des 11. Wirbels zerfetzt. In den Bruchspalt eingeklemmte Leberpartikel. Vertikale, auf der linken Seite klaffende Infraktionen des Proc. spin. der 6. bis 8. Brustwirbel. Ausgedehnte Zerfetzung der Pleura parietalis und der M. intercost. int. im 9. linken Intercostalraum in der Seitenpartie des Thorax. — Bei manuellem dorsokranialwärts und nach links gerichtetem Druck gegen die untere Sternumpartie läßt sich die vordere Thoraxwand leicht von unten rechts her einbiegen und gleichzeitig die gesamte ventrale Thoraxpartie nach oben drücken. Dabei werden sämtliche Rippen- und die Sternumbrüche an der Ventralseite zum Klaffen gebracht. — Lig. falciforme total zerfetzt. Leberlaceration mit einer sagittal verlaufenden vollständigen Zerfetzung zwischen rechtem und linkem Leberlappen. Diaphragmazerfetzung rechts der Aorta. Völliger Abriß der V. cava inf. unterhalb des Herzbeutels im Bereich des Diaphragmas. Querverlaufende Epicardrupturen an der Vorderseite der V. cava inf. Große linksseitige Pericardzerfetzung. Etwa 2 cm breiter Abriß der Facies diaphragmatica des Pericardes von links her vom Diaphragma ohne Verletzung des N. phrenicus. Vertikale Zerfetzung des Vorhofseptums des Herzens links der Fossa ovalis. Vollständiger Abriß der Aorta descendens dicht unterhalb des Lig. arteriosum mit Zerfetzung der angrenzenden rechten und linken Pleura mediastinalis, die weiterhin caudalwärts hinter dem rechten und linken Lungenhilus und bis hinab zu Diaphragma zerrissen sind. In der Aorta descendens zwischen dem beschriebenen Aortaabriß und dem Diaphragma zahlreiche kleine, querverlaufende Intimarupturen. Intercostalarterien unversehrt. Hauptsächlich linksseitiger Haematothorax. Kleinere Blutungen dorsal im Parenchym beider Lungen. In den großen Ästen der A. pulmonalis finden sich mehrere bis bohnengroße Leberpartikel eingeschwemmt.

Fall 11 (887/66): 62jähriger Fahrer eines Pkws (Borgward Isabella 1957), der frontal mit einem anderen Pkw zusammengestoßen war. Frontpartie besonders auf der rechten Seite eingedrückt. Die bei diesem Fahrzeugtyp annähernd waagerecht verlaufende Lenksäule etwas in das Fahrzeug eingeschoben. Lenkkranz ganz nach vorn gedrückt, Speichen des Lenkrades abgebrochen bzw. nach vorn gebogen. Der Fahrer wurde vor seinem Sitz auf dem Boden des Fahrzeuges liegend vorgefunden und war bei Ankunft im nahen Krankenhaus tot. Schneidezähne des Oberkiefers mit Teilen des Zahnfaches nach vorn abgebrochen. Platzwunde am Kinn. Ringfraktur der Schädelbasis um das For. occipitale magnum herum (Traktionsfraktur) mit Abriß der linken A. carotis int. Fraktur des rechten Femurschaftes. — Kleinere Hautabschürfungen links des unteren Teils des Sternums, die in ihrer Form vorspringenden Teilen der gebrochenen Kunststoffumkleidung der einen nach unten stehenden Speiche des Lenkrades entsprechen. — Die vordere Thoraxwand ist von ventral-caudal her tief imprimiert mit einem klaffenden Querbruch des Sternums zwischen den 5. Rippen und einer nach links bis zur hinteren Thoraxwand verlaufenden Zerfetzung von Pleura und Intercostalmuskulatur im 4. Intercostalraum. Unterhalb der aus Abb. 10 ersichtlichen Querfraktur eine vertikale Fraktur des Corpus sterni und des Proc. xiphoideus dicht rechts der Mittellinie mit Zerfetzung des Periostes an der Innenseite. An der Innenseite klaffende Querfraktur des Sternums zwischen 3. und 4. Rippen. Das Periost ist an der Außenseite der Fraktur erhalten. Infraktion an der Innenseite des Manubrium sterni um den Ansatz der 1. linken Rippe herum. Bezüglich der Rippenbrüche vgl. Abb. 10. Die Frakturen des Rippenknorpels der 3. und 4. linken Rippe waren weit klaffend. Abbruch eines marginalen Fragmentes des Corpus sterni mit dem Ansatz der 2. und 3. rechten Rippe und ausgedehnte Weichteilverletzung in der Umgebung. An der caudalen Seite klaffende Querfrakturen des linken Proc. transv. des 1. und 2. Brustwirbels, die bei Aufwärtsbiegung des ventralen Teils der zugehörigen Rippen zum Klaffen gebracht werden können. Abbruch der beiden 4. Rippen vom Sternum mit Zerfetzung der Intercostalmuskulatur in der Umgebung. An der Innenseite klaffende Querfrakturen des Collums der 2., 3. bis 7. linken Rippe. — Abriß des gesamten Herzbeutels von der Innenseite des Sternums. Ausgedehnte Zerfetzungen von Pericard und Pleura mediastinalis auf der rechten und linken Seite. Querer Abriß der Aorta ascendens etwa 1 cm oberhalb des Abganges der Kranzarterien. Zwischen dem Abriß und dem Abgang der rechten Coronararterie mehrere quere Intimarupturen. Zerfetzung des rechten Vorhofes mit Abriß von der V. cava sup. und inf. Zerfetzung des linken Vorhofes mit Abriß der V. pulm. Das Herz ist deutlich von dem von caudal her eingebogenen Sternum kranialwärts gepreßt und quergestellt worden. Es besteht nur noch eine schmale Gewebsbrücke

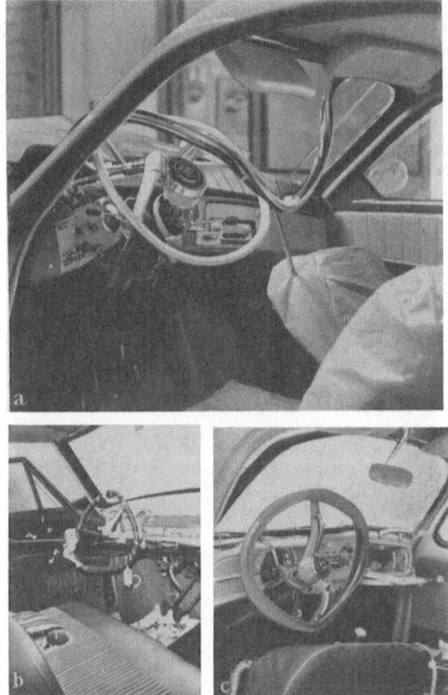

Abb. 12 a—c. Fall 8 (a), 11 (b), 13 (c): Deformierung der Lenkung. Zu beachten sind der Einschub der Lenksäule und die Deformierung des Armaturenbrettes durch Biegung der Lenksäule nach vorn bei Fall 8 sowie bei Fall 13 der unteren Partie des Rahmens des Tachometers

zwischen dem in der linken Pleurahöhle befindlichen Herzen mit dem linken Lungenhilus. Annähernd quer zur Herzachse verlaufende Zerfetzung des Endocards und der anliegenden Myocardschichten im Bereich des Kammerseptums in der linken Herzkammer. Ausgedehnte Intimarupturen und -ablederungen der Aorta descendens und eine querverlaufende Ruptur sämtlicher Wandschichten der Aorta in Höhe des Abganges der 8. Intercostalarterien auf der linken Seite. Fast völliger Abriß der Aorta descendens dicht oberhalb des Lig. arteriosum. Nur an der medialen Seite, d.h. rechts der Insertion des Lig. arteriosum befindet sich eine schmale Brücke, die den oberen und unteren Aortastumpf miteinander verbindet. Multiple kleine Intimarupturen im gesamten Brustteil der Aorta descendens an der Vorderseite und linken Seite. Abriß beider Hauptbronchien von der Trachea. Fast vollständiger Abriß der Truncus brachiocephalicus von der Aorta. Beidseitiger Haematothorax. Zerfetzung der Leberkapsel links des Lig. falciforme. Multiple Kapselrupturen der Milz.

Fall 12 (538/65): 24jähriger Fahrer eines Transporters (VW) (Geschwindigkeit: 60 bis 70 km/Std., von nachfolgendem Polizeifahrzeug registriert), der frontal, etwas mit der linken Seite der Front vorausgehend, mit einem entgegenkommenden Lkw zusammengestoßen war. Die Front des Transporters war eingedrückt, der sofort tote Fahrer hing mit dem Oberkörper durch die zertrümmerte Windschutzscheibe hindurch nach vorn aus seinem Fahrzeug heraus. Lenkung abgebrochen. Fahrersitz von seiner Verankerung abgerissen. — Impressionsfrakturen auf der rechten Seite des Os frontale. Abriß sämtlicher Brückenvenen an den Mantelkanten des Großhirns. Geringgradige Subduralblutung. Abriß der ventralen Ligamenta und der Gelenkkapsel zwischen 3. und 4. Halswirbel. Frakturen beider Ober- und Unterschenkel. — Hautabschürfungen unterhalb des rechten Rippen-

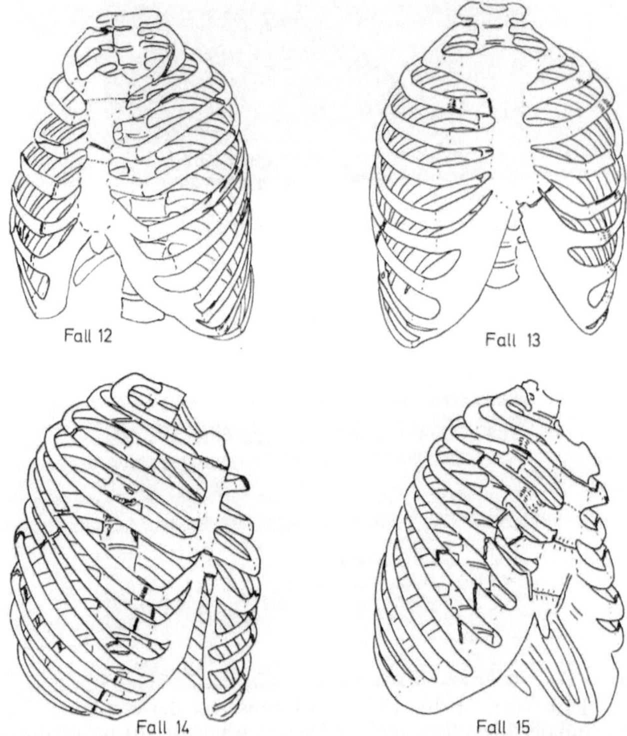

Abb. 13. Fall 12—15: Thoraxverletzungen bei Fahrern (frontaler Aufprall)

bogens. Subcutane Blutungen über der unteren Hälfte des Sternums. Gering schräg von rechts oben nach links unten verlaufende quere Rißfraktur an der Außenseite des Sternums in Höhe der 3. Rippen und quere Rißfraktur an der Innenseite zwischen 3. und 4. Rippen ohne Periostverletzung. Querverlaufende Fraktur der inneren Corticalis des Manubrium sterni zwischen 1. und 2. Rippen mit weit übereinander geschobenen Bruchenden. Ventrale Corticalis unversehrt. Durch Einbiegung der sternumnahen Rippenpartien entstandene Rippenfrakturen (Abb. 13). Lange, etwa sagittal verlaufende Fraktur der 1. linken Rippe, ventral an der Außenseite beginnend und etwa in Höhe des Tuberculum costae an der Innenseite endend. Das Periost ist besonders in der Umgebung des vorderen Teils der Fraktur zerfetzt. Transversalfraktur des Collums der 1. rechten Rippe mit völliger Zerfetzung des Periostes. Die Bruchenden der beiden letztgenannten Frakturen lassen erkennen, daß diese durch eine nach rechts, kranialwärts gerichtete Verschiebung des ventralen Teils der Rippen entstanden ist. Infraktion der 2. rechten Rippe ventral und lateral des Tuberculum costae infolge Aufwärts- und Einbiegung deren ventralen Teils. Vertikale Fissuren auf der rechten Seite des Proc. spin. der 2. bis 4. Brustwirbel. — 12 cm lange Zerfetzung der Pleura parietalis und der Mm. intercost. int. im 5. linken Intercostalraum in der Seitenpartie des Brustkorbs. — Vollständiger Abriß der Aorta dicht unterhalb des Lig. arteriosum mit Zerfetzung der angrenzenden linken Pleura mediastinalis. In der Tiefe des Abrisses liegt die aus ihrer Umgebung gelöste V. thoracica longit. acc. Mehrere querverlaufende Intimarupturen an der rechten Seite der Aorta descendens dicht unterhalb des Abrisses. Querverlaufende, etwa 1 cm lange Ruptur der Intima und Media auf der rechten Seite der Aorta ascendens etwa 1 cm oberhalb der Höhe des Abganges der Coronar-

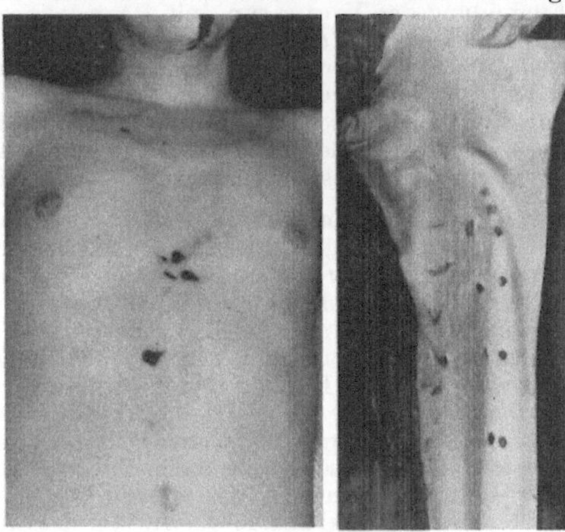

Abb. 14. Fall 13: Haut- und Aortaverletzungen. Die untere Hautabschürfung an der Vorderseite des Rumpfes ist wahrscheinlich auf den unteren Teil des Signalhornrings, die obere auf die Bruststelle des Lenkrades zurückzuführen (s. Abb. 12c)

arterien. Große Zerfetzung des rechten Teils des Pericards mit anliegender Pleura. Pericardzerfetzung links des Aortadurchtrittes. Querverlaufende Epicardzerfetzungen an der Vorderseite der V. cava inf. Endocardzerfetzung im rechten Atrium links der Fossa ovalis oberhalb des Ansatzes der Cuspis medialis (septalis) der Valv. tricuspidalis. Eine weitere vertikale Endocardzerfetzung befindet sich rechts der Fossa ovalis im rechten Vorhof. 5,5 cm lange vertikale Zerfetzung der Vorderwand der rechten Herzkammer im Sulcus interventricularis ant. — Große streifenförmige, vertikale subpleurale Parenchymblutungen an der Dorsalseite der rechten Lunge. Linksseitiger Haematothorax. — Zerfetzung der Leberkapsel links vom Ansatz des Lig. falciforme. Sagittal verlaufende Kapsel- und Parenchymrupturen an der Oberseite des rechten Leberlappens. Kapsel- und Parenchymzerfetzung an der Unterseite des rechten Leberlappens.

Fall 13 (106/67): 29jähriger Fahrer eines Pkws (VW), der mit unbekannter Geschwindigkeit auf den rechten Teil der hinteren Stoßstange und den Hinterteil des rechten hinteren Kotflügels eines Lkws aufgefahren war. Frontpartie des Pkw auf der linken Seite eingedrückt. Windschutzscheibe auf der linken Seite zertrümmert (Lamellenglas). Lenksäule etwas in das Fahrzeuginnere geschoben. Linker und unterer Umfang des Radkranzes der Lenkung nach vorn gebogen. Die eine im Kollisionsaugenblick nach unten gerichtete Speiche des Lenkrades gebrochen. Dabei stehen scharfkantige Bruchenden der Speichenverkleidung vor. Sie sind für Hautabschürfungen an der Vorderseite der Brust des Fahrers über dem unteren Ende des Sternums verantwortlich. Fahrersitz von seiner Verankerung abgerissen und nach hinten gekippt. Der Fahrer war nach hinten geschleudert worden und lag mit dem Kopf auf dem Rücksitz. — Tot bei Ankunft im nahegelegenen Krankenhaus. — Große vertikal verlaufende Schnitt- und Platzwunde auf der linken Gesichtsseite mit eingesprengten Glassplittern ohne kraniale oder intrakraniale Verletzungen. Hautabschürfungen an der Vorderseite beider Kniegelenke. — Die Vorderwand des sehr elastischen Thorax ist in ihrem unteren Teil deutlich imprimiert. Querfrakturen des Rippenknorpels der 5. bis 8. linken Rippe dicht links des Sternums und Zerfetzung der Weichteile in der Umgebung. Bezüglich der übrigen durch Einbiegung der sternumnahen Rippenpartien entstandenen Rippenfrakturen vgl. Abb. 13. — Sagittale fast völlige Zerfetzung der Leber links neben dem unverletzten Lig. falciforme mit großer abdominaler Blutung. Subepicardiale Blutung an der Vorderseite der V. cava inf. Vertikale Zerfetzungen der inneren Wandschichten der V. cava inf. oberhalb des Diaphragmas, die links der Fossa ovalis in das Septum im rechten Atrium fortsetzen. Zerfetzung der Wandung des rechten Vorhofs links der Einmüdung der V. cava sup. mit Haemopericardium. Die Zerfetzung setzt 6 cm im Endocard und dem anliegenden Myocard entlang des Ansatzes der Valv. tricusp. an der Vorderwand des rechten Atriums fort. Mediastinale Blutung im Bereich des Überganges des Arcus aortae in die Aorta descendens. Multiple Intimarupturen der Aorta descendens ventral zwischen Abgang der 2. und 5. Intercostalarterien sowie eine kleine Wandzerfetzung um den Abgang der 2. rechten Intercostalarterie herum. Kapselrupturen an der Unterseite der Milz.

Fall 14 (529/65): 26jährige Fahrerin eines Pkws (Renault major 1965), der mit hoher Geschwindigkeit auf einer Autobahn frontal gegen einen Brückenpfeiler geprallt ist (Selbstmord). Der Pkw war auf eine Länge von 2 m zusammengepreßt worden. Die Fahrerin war sofort tot und wurde auf ihrem Sitz angetroffen. — Große querverlaufende Platzwunde der Stirn mit Skalpierungsverletzung oberhalb. Keine Schädelfraktur. Abriß fast sämtlicher Brückenvenen an den Mantelkanten des Großhirns. Abriß des Epistropheus vom 3. Halswirbel mit Abriß des Halsrückenmarks und der umgebenden Dura in gleicher Höhe. Beidseitige Unterschenkelfrakturen. — Der untere Teil der vorderen Thoraxwand ist deutlich von vorn und unten her tief imprimiert mit einer an der Innenseite weit klaffenden, queren Sternumfraktur zwischen 4. und 5. Rippen. Zertrümmerung der inneren Corticalis caudal dieser Fraktur und an der Außenseite gering klaffende Querfraktur des Sternums zwischen 6. und 7. Rippen. An der Außenseite klaffende Querfraktur des Manubrium sterni dicht oberhalb der Symphysis sterni. Das Periost ist an der Innenseite erhalten. Die Rippenfrakturen ergeben sich aus Abb. 13. Zertrümmerung des Körpers des 6. und 7. Brustwirbels, des letzteren hauptsächlich auf der linken Seite. Die ventralen Ligamenta sind nicht zerrissen, wohl aber von caudal her vom 5. Brustwirbel abgelöst. Zerfetzung der Pleura parietalis und der Intercostalmuskulatur in der Dorsalpartie des 6. rechten Intercostalraums. Abbruch des Proc. spin. des 3. bis 6. Brustwirbels. Zerfetzung sämtlicher dorsaler Ligamenta zwischen 6. und 7. Brustwirbel. Das Capitulum der 7. linken Rippe ist abgebrochen. Vertikaler, an der Dorsalseite klaffender Bruch des linken Proc. transv. des 4. bis 7. Brustwirbels. Die Wirbelverletzungen lassen deutlich erkennen, daß der von ventral und von unten her wirkende Druck, etwa am 6. Brustwirbel ansetzend, den oberen Teil der Wirbelsäule dorsokranialwärts gepreßt hat. Querfraktur der rechten Clavicula. — Zerfetzung der Pleura mediastinalis dorsal und caudal der beiden Lungenwurzeln bis herab zum Diaphragma. Zerfetzung des Pericards und der anliegenden Pleura auf der linken Seite ventral des linken Lungenhilus. Querverlaufende Rupturen der inneren Wandschichten der V. cava inf. Ruptur des Atriumseptums links in der Fossa ovalis. Zwei vollständige Abrisse der Aorta descendens teils dicht oberhalb des Abganges der 2. und teils zwischen Abgang der 4. und 5. Intercostalarterien. Multiple Kapselrupturen des rechten und linken Leberlappens und große zentrale Parenchymzerfetzung im rechten Leberlappen. Multiple Kapselrupturen der Milz.

Fall 15 (725/66): 56jähriger Fahrer eines Pkws (Volvo 444), der frontal auf einen auf einer Landstraße abgestellten Traktor aufgefahren war (Geschwindigkeit angeblich etwa 80 km/Std.). Frontseite des Pkw hauptsächlich auf der rechten Seite eingedrückt. Vorderwagen zusammengedrückt. Lenksäule etwas in das Wageninnere eingeschoben. Unterer Teil des Lenkrades nach vorn gebogen. Fahrer sofort tot. — Hautabschürfung an der Stirn. Kleine Hautabschürfungen über der unteren Hälfte des Sternums. — Die vordere Thoraxwand ist deutlich im Bereich etwa der

Mitte des Sternums von vorn caudal her tief imprimiert worden mit einem an der Dorsalseite klaffenden Querbruch des Sternums zwischen 3. und 4. Rippen und Abriß beider Aa. thoracicae int. An der Dorsalseite klaffender Bruch zwischen Corpus sterni und Proc. xiphoideus. Quere Infraktion an der Innenseite des Sternums oberhalb der 3. Rippen ohne Periostverletzung. An der Ventralseite klaffender Querbruch des Manubrium sterni dicht oberhalb der 2. Rippen. Das Periost ist an der Dorsalseite der Fraktur nicht zerfetzt, doch oberhalb der Fraktur von der Innenseite des Sternums abgelöst. Die Fraktur kann besonders dann weit zum Klaffen gebracht werden, wenn der untere Teil des Sternums imprimiert und gleichzeitig kranialwärts gedrückt wird. Die Rippenfrakturen und -infraktionen ergeben sich aus Abb. 13. — Zerfetzung des Pericards in der Umschlagfalte vor und links des Durchtritts der Aorta ascendens. Querverlaufende Zerfetzung an der Vorderseite und der linken Seite der V. cava inf. und des Epicardüberzuges mit Haemopericardium. Die Zerfetzung der V. cava inf. setzt vertikal in das Endocard und anliegende Myocard des Vorhofseptums im rechten Atrium fort und befindet sich hier links des Fossa ovalis. Abriß der Aorta descendens dicht unterhalb des Lig. arteriosum mit Zerfetzung der angrenzenden linken Pleura mediastinalis und linksseitigem Haematothorax. — Querverlaufende Kapselruptur an der Oberseite des rechten Leberlappens.

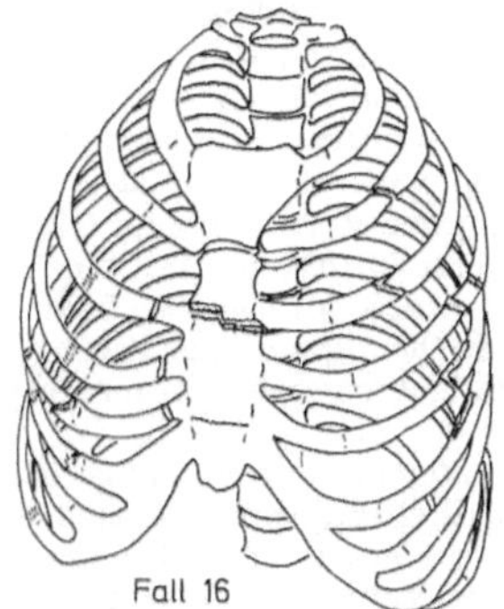

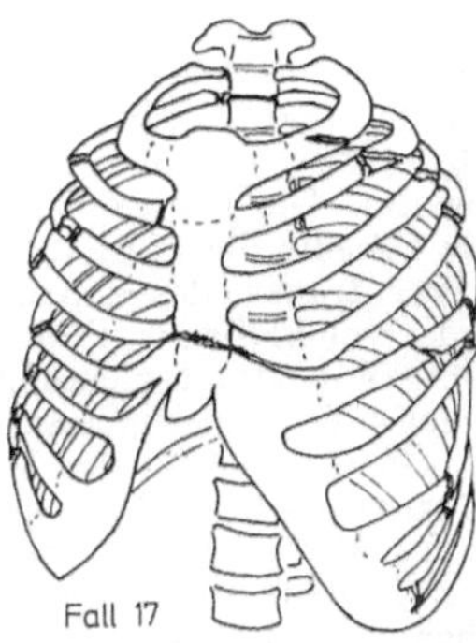

Abb. 15. Fall 16 und 17: Thoraxverletzungen bei Fahrern (frontaler Aufprall)

Fall 16 (620/65): 23jähriger Fahrer eines Pkws (VW 1961), der frontal gegen eine Mauer geprallt ist (Geschwindigkeit unbekannt). Frontpartie des Wagens etwa 50 cm eingedrückt. Lenksäule in das Innere des Fahrzeuges ein- und aufwärts geschoben. Fahrersitz von seiner Verankerung abgerissen und nach hinten gekippt. Der sofort tote Fahrer wurde mit dem Kopf und Rücken auf dem Fahrzeugboden vor dem Hintersitz liegend angetroffen. — Schnittverletzung über der Nasenwurzel. — Schräg von links kranial nach rechts caudal verlaufende Hautabschürfung (7×5 cm) an der Vorderseite der Brust hauptsächlich links der Mittellinie in Höhe der 3. bis 4. Rippen mit subcutanen Blutungen. Symphysis sterni an der Außenseite zerfetzt. — Klaffende Fraktur des Sternums in Höhe der 3. Rippen mit Periostzerreißung an der Ventralseite, wobei das untere Fragment deutlich mit seiner linken Seite vorangehend einwärts gekippt worden ist. An der Innenseite des Sternums ist das nicht zerrissene Periost links oberhalb der Fraktur in einem etwa 3 cm breiten Bezirk vom Knochen abgelöst. — Quere, an der Außenseite klaffende subperiostale Infraktion des Sternums in Höhe der 5. Rippen mit an der Innenseite ineinandergeschobenen kleinen Knochensplittern. Sämtliche Frakturen und Infraktionen der Rippen (Abb. 15) sind die Folge einer Einbiegung der sternumnahen Partien der Rippen. — Vollständiger Abriß der Aorta dicht unterhalb des Ansatzes des Lig. arteriosum mit Zerfetzung der angrenzenden linken Pleura mediastinalis. Unterhalb des Abrisses der Aorta einige querverlaufende, kleine Intimarupturen. Linksseitiger Haematothorax. Pericardruptur auf der linken Seite und an der

Vorderseite des Durchtrittes der V. cava inf. durch das Diaphragma. Subepicardiale Blutungen an der Vorderseite des Herzens in der Nähe der Kranzfurche. Querverlaufender Abriß des M. papillaris ventr. in der rechten Herzkammer. Subepicardiale kleine Myocardzerfetzungen der Vorderwand der linken Herzkammer in Nähe des Sulcus coron. Thymusblutungen. Diffuse Parenchymblutungen in den Lungen besonders dorsal im linken Lungenunterlappen. Kapselruptur der Leber links des Lig. falciforme. Kleinerer Abriß der Leber vom Diaphragma links des Lig. falciforme mit umgebenden Leberparenchymrupturen.

Fall 17 (236/66): 44jähriger Fahrer eines Pkw (VW 1961) (Geschwindigkeit etwa 60 km/Std.), der frontal mit einem Lkw (registrierte Geschwindigkeit 55 km/Std.) zusammengestoßen war. Keine Bremsspur. Der Vorderteil der Karosserie des Pkw war unter den Vorderwagen des Lkw eingekeilt, Kofferhaube, Armaturenbrett, Rahmen der Windschutzscheibe von der Stoßstange und der Kühlerverkleidung des Lkw komprimiert bzw. etwas in das Innere des Pkw gepreßt. Windschutzscheibe zertrümmert. Lenkrad war in vertikale Stellung gebogen. Lenksäule nach vorn gebogen. Der Fahrer befand sich auf seinem Sitz, dessen Rücklehne abgebrochen war. — Hautabschürfungen und kleinere Schnittwunden im Gesicht. Kleine Hautabschürfungen an der Vorderseite beider Kniegelenke. — Fleckförmige subcutane Blutungen an der Vorderseite der Brust über der unteren Hälfte des Sternums. Die vordere Thoraxwand ist deutlich von vorn und etwas von links her imprimiert mit einer an der Innenseite klaffenden Querfraktur des Sternums zwischen 4. und 5. Rippen mit Zerfetzung des Periostes, der beiden Aa. thoracicae int. und des Herzbeutels an der Ventralseite. An der Ventralseite des Sternums ist das Periost cranial der Fraktur in einem etwa 2 cm breiten Bereich vom Sternum abgelöst. Die Rippenfrakturen in den ventralen und lateralen Thoraxpartien (Abb. 15) sind die Folge der Einbiegung der sternumnahen Rippenpartien. Der rechte Proc. transv. des 4. Brustwirbels zeigt im oberen Teil eine transversal verlaufende, lateral klaffende Fraktur, offensichtlich infolge des über das Tuberculum costae vermittelten Druckes in dorsaler Richtung und gleichzeitiger Drehung des Collums der 4. rechten Rippe entgegen dem Uhrzeigersinn (von rechts gesehen). Kleine marginale Abrisse an der Ventralseite der oberen Kante der Körper der 10. bis 12. Brustwirbel. — Drei querverlaufende, etwa 1 cm lange Einrisse des Epicards an der Vorderseite der rechten Ventrikelwand offensichtlich infolge der eindringenden Bruchkanten des Sternums. Das Herz ist im übrigen unversehrt. Zwischen Abgang der 2. bis 8. Intercostalarterien zahlreiche, bis zu 1×2 cm große Ablederungen der Intima der Aorta und unregelmäßige, kleinere, querverlaufende Rupturen der Intima und Media, hauptsächlich an der linken Seite, aber auch an der Vorder- und Rückseite, die teilweise in die Abgänge der Intercostalarterien hineinlaufen. Quere Ruptur der Aorta bis auf eine etwa 1 cm breite Brücke links des Abganges der 2. linken Intercostalarterie. — Unmittelbar unterhalb des Abganges der linken A. subclavia fast völliger Abriß der Aorta bis auf eine knapp 1 cm breite Brücke an der rechten Seite. Zwischen den beiden oben beschriebenen Aortarupturen zahlreiche querverlaufende Intima- und Mediarupturen auf der linken Seite der Aorta. Quer zur Aortaachse verlaufende Intimarupturen am Abgang des Truncus brachiocephalicus. Zerfetzung der Pleura mediastinalis zu beiden Seiten der großen Aortarupturen mit beidseitigem Haematothorax. Parenchymblutungen in den Lungen besonders dorsal. Multiple, querverlaufende Kapsel- und Parenchymrupturen der Milz. Kleine querverlaufende Kapsel- und Parenchymruptur an der Oberseite des rechten Leberlappens.

Fall 18 (239/64): 31jähriger Fahrer eines Pkws (Volvo PV 444), der gegen die linke Seite eines anderen Pkw geprallt ist. Frontpartie des Fahrzeuges besonders links zusammengepreßt. Motorhaube teilweise durch die zertrümmerte Windschutzscheibe in das Innere des Fahrzeuges gedrückt. Lenksäule weit nach oben in das Fahrzeuginnere verschoben und nach vorn gebogen. Fahrersitz abgerissen. Der Fahrer verstarb eine Stunde später. — Platzwunde an der Oberlippe, Schneidezähne des Oberkiefers abgebrochen. Fraktur des linken Schienbeins. — Hautabschürfung und subcutane Blutung vor dem oberen Teil des Corpus sterni, wo deutlich eine Impression der vorderen Thoraxwand stattgefunden hat. Querfraktur im unteren Teil des Manubrium sterni mit schräg von ventral-kranial nach dorsal-caudal verlaufenden Bruchflächen. Weichteile an der Vorderseite des Bruches erhalten, doch caudal von der Fraktur einige Zentimeter vom Knochen abgefetzt. Periost an der Innenseite der Fraktur zerfetzt. Völlige Zerfetzung der Gelenkkapsel des rechten Art. sternoclavicularis und des umgebenden Lig. sternoclaviculare. Die Rippenfrakturen ergeben sich aus Abb. 16. Kleiner marginaler Rißbruch ventral an der oberen Kante des 2. Brustwirbels ohne Zerfetzung der umgebenden Weichteile. — Querverlaufende Ruptur der rechten A. carotis comm. an der Ventralseite 5 cm oberhalb ihres Abganges vom Truncus brachiocephalicus mit großer Blutung durch die Zerfetzung der Pleura parietalis hindurch in die rechte Pleura hinein. Zerfetzungen der Pleura visceralis an der Vorderseite der rechten Lungenspitze mit Blutung im Lungenparenchym.

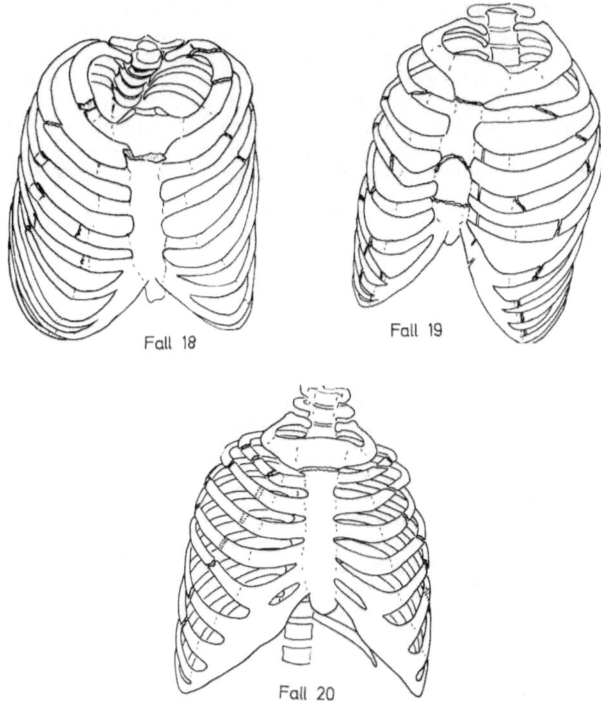

Abb. 16. Fall 18—20: Thoraxverletzungen bei Fahrern (frontaler Aufprall)

Fall 19 (262/64): 63jähriger Fahrer eines Pkws (Volvo PV 544), der auf einer Autobahn (keine Bremsspur, angeblich 80 bis 90 km/Std.) frontal gegen die rechte Seite eines ins Schleudern geratenen anderen Pkw gestoßen ist. Vorderpartie eingedrückt. Windschutzscheibe (Verbundglas) zersplittert mit dem Zentrum im oberen Teil vor dem Fahrersitz. Radkranz und Speichen der Lenkung abgebrochen. Lenksäule in das Fahrzeug eingeschoben. Fahrersitz von seiner Verankerung abgerissen und nach vorn geschoben. Der Fahrer wurde auf seinem Sitz angetroffen und war bei Ankunft im nahegelegenen Krankenhaus tot. — Hautabschürfung auf der linken Seite der Stirn (Windschutzscheibe). Hautabschürfung an der Vorderseite des linken Kniegelenkes, Platzwunde an der Vorderseite des linken Unterschenkels. — 6×6 cm großes subcutanes Haematom dicht links der Mittellinie an der Vorderseite der Brust in Höhe der 2. bis 4. Rippen mit Abplattung der vorderen Thoraxwand. Von ventral-kranial nach dorsal-caudal verlaufende Querfraktur des Sternums in Höhe der 4. Rippe mit Zerfetzung des Periostes und des Pericardes an der Dorsalseite und querer Abbruch des ventralen Bruchfragmentes oberhalb der 5. Rippen. Weitere von dorsal-kranial nach ventral-caudal verlaufende Querfraktur des Sternums dicht oberhalb der verknöcherten Symphysis sterni ohne Periostzerfetzung. Die Rippenfrakturen sind aus Abb. 16 ersichtlich. — Große Zerfetzung des Pericards und der anliegenden Pleura auf der linken Seite. Fast völliger Abriß der V. cava inf. von vorn her vom rechten Atrium. Zerfetzung der Vorderwand des rechten Vorhofes auf der rechten Seite oberhalb der Einmündung der V. cava inf. Zerfetzung des Endocards und des angrenzenden Myocards an der Ventralseite des rechten Atrium dicht oberhalb des Ansatzes der Valv. tricusp., parallel mit dieser verlaufend. Perforierende Zerfetzung der rechten Kammervorderwand in der Nähe der Herzspitze. Quer zur Herzachse verlaufende Zerfetzung des Endocards und des angrenzenden Myocards der linken Kammer im Bereich des Septums. Etwa 2 cm lange, sagittal verlaufende Zerfetzung der Aorta auf der Höhe des Bogens zwischen Abgang der linken A. carotis comm. und der A. subclavia sin. mit mediastinaler Blutung. Dicht oberhalb des Abganges der 6. Intercostalarterien ein auf die linke Seite der Aorta übergreifender querverlaufender Riß. Zerfetzung der Pleura mediastinalis ventral beider Lungenwurzeln. Intimarupturen der linken Äste der V. pulm. im Bereich der Lungenwurzel. Fast völliger Abriß des Ramus caud. der rechten Lungenvene. Ausgedehnte Parenchymblutungen im rechten Lungenunterlappen. Multiple, sagittal verlaufende Kapselrisse der Leber links des Lig. falciforme. Multiple Kapselrisse an der Oberseite des rechten Leberlappens. Partieller Abriß des linken Leberlappens vom Diaphragma. — Auf Grund ausgedehnter Ex- und Synostosen sind — außer den 1. bis 3 .— sämtliche anderen Brustwirbel fest miteinander verwachsen.

Fall 20 (63/67): 33jähriger Fahrer eines Pkws (Volvo Duett) (Geschwindigkeit unbekannt), der frontal mit einem anderen Pkw zusammengestoßen ist. Frontpartie des erstgenannten Fahrzeuges etwas eingedrückt. Der untere und rechte Umfang des Radkranzes der Lenkung nach vorn gebogen. Windschutzscheibe unversehrt. — Fahrer auf dem nach vorn geglittenen Sitz sofort tot. Querverlaufende Platzwunde am Kinn, vermutlich auf den Aufschlag gegen den oberen Umfang des Radkranzes der Lenkung zurückzuführen. Subarachnoidale Blutungen in der Umgebung der Brückenvenen an der Mantelkante beider Großhirnhemisphären ohne Brückenvenenabrisse. Hautabschürfungen an der Vorderseite beider Kniegelenke. — Drei dicht nebeneinanderliegende Hautabschürfungen vor der unteren Hälfte des Sternums und etwas rechts davon mit subcutanen Blutungen. Die Vorderwand des Thorax ist deutlich etwas mehr auf der rechten als auf der linken Seite eingedrückt. Querbruch im unteren Teil des Manubrium sterni mit einigen von der caudalen Bruchkante ausgehenden eingebogenen Knochensplittern. Die Fraktur klafft auf der Außenseite. Auf der Innenseite ist das Periost nicht zerrissen, doch oberhalb der Fraktur hauptsächlich rechts vom Knochen abgelöst. Rippenfrakturen und -infraktionen durch Einbiegung der sternumnahen Rippenpartien (Abb. 16). Transversale Infraktion im caudalen Teil des rechten Proc. transv. des 1. Brustwirbels. — Das Herz ist deutlich von dem tief eingebogenen unteren Teil der vorderen Thoraxwand nach links und vermutlich abwärts gepreßt worden, mit einer vertikal verlaufenden Zerfetzung der Wand des rechten Atriums zwischen der rechten Seite der Mündungen der V. cava sup. und der V. cava inf. Vertikal verlaufende, etwa 4 cm lange Zerfetzung des Vorhofseptums links der Fossa ovalis im rechten Atrium. Oberhalb des Ansatzes der Valv. tricusp. an der Ventralseite des rechten Atriums eine vertikale Zerfetzung des Endo- und Myocards. Epicard unversehrt. Endo- und Myocardzerfetzung in der rechten Herzkammer im Bereich des Septums dicht unterhalb der Valv. a. pulm. Fast völliger querer Abriß der Aorta ascendens innerhalb des Herzbeutels dicht oberhalb der Klappen. Auf der rechten Seite der Zerfetzung ist das umgebende Epicard zerrissen. Auf der linken Seite verbindet eine schmale Brücke den oberen mit dem unteren Aortenstumpf. Unterhalb der Ruptur einige quere Intimarupturen der Aorta. 1 cm rechts des Abganges des R. dexter der A. pulmonalis im kranialen Umfang des Gefäßes eine kleine quere Zerfetzung der inneren Wandschichten. Große Zerfetzung des Pericards und der anliegenden Pleura auf der linken Seite ohne Verletzung des N. phrenicus. Linksseitiger Haematothorax. Links des Lig. falciforme eine kleine Zerfetzung der Leberkapsel und des angrenzenden Parenchyms im Bereich der vorderen Leberkante.

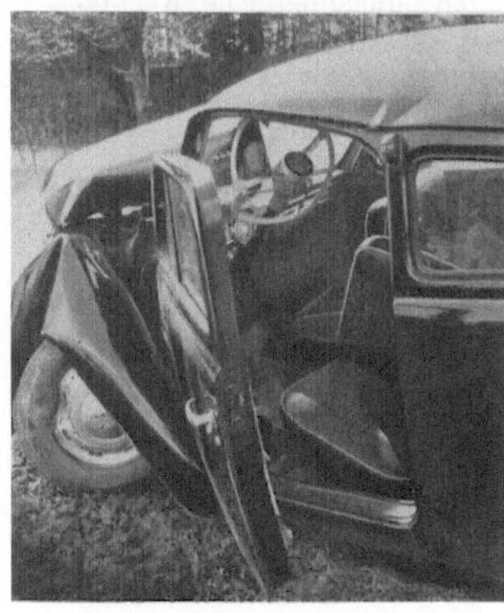

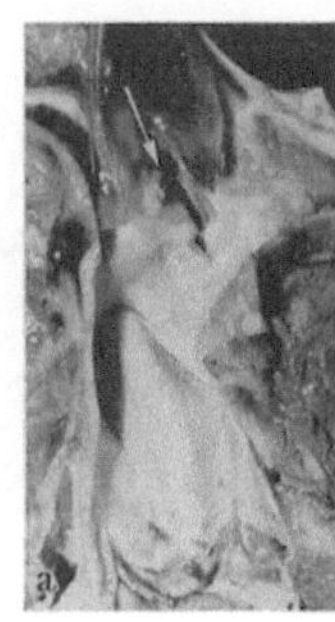

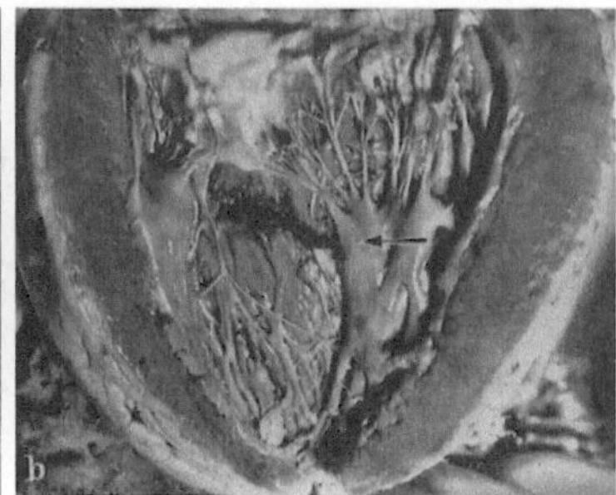

Abb. 17

Abb. 18

Abb. 17. Fall 18: Deformierung der Lenkung. Lenksäule eingeschoben

Abb. 18 a u. b. Fall 19: a Aortaruptur zwischen Abgang der linken A. carotis comm. und der A. subclavia. b Ventrikel-Septum-Ruptur

Fall 21 (222/66): 20jährige Fahrerin eines Pkws (Volvo Amazon), der bei etwa 90 km/Std. Geschwindigkeit in einer Rechtskurve ins Schleudern geraten und mit der linken Kante der Frontpartie (Scheinwerfer) und dem vordersten Teil des linken Kotflügels gegen einen Baum geprallt war. Seitenpartie des linken Kotflügels eingedrückt, linkes Vorderrad nach hinten verschoben. Motorhaube kräftig nach oben ausgebeult, linke Vordertür und der Karosseriebezirk links der zertrümmerten Windschutzscheibe nach hinten geschoben und gebogen. Unterer Umfang des Radkranzes der Lenkung vorwärts gebogen, übriger Radkranz abgebrochen, Radspeichen nach vorn gebogen. Lenksäule nicht ins Fahrzeug geschoben, doch etwas nach vorn gebogen. Die Fahrerin wurde auf ihrem nach vorn geglittenen Sitz angetroffen und war 20 Min. später tot. — Hautabschürfungen und Schnittwunden im Gesicht. Subarachnoidale Blutungen in der Umgebung der Brückenvenen an der Mantelkante beider Großhirnhemisphären ohne Brückenvenenabrisse. Subarachnoidale Blutung an der Außenseite des linken Temporallappens. Kleine perivasculäre Blutungen in der Brückenhaube. — Hautabschürfungen und Platzwunden an der Vorderseite der Kniegelenke und Unterschenkel. Zerfetzung der Gelenkkapseln und umgebenden Ligamenta an der Ventralseite beider Sacroiliacagelenke. — Abdruck eines Textilmusters (den Zwischenräumen zwischen den Speichen der Lenkung entsprechend) und kleinere Hautabschürfungen über der unteren Hälfte des Sternums mit subcutanen Blutungen. Durch die Gewalteinwirkung von vorn gegen die vordere Brustwand (Lenkrad) ist die vordere Thoraxwand deutlich plattgedrückt. Querfraktur an der Rückseite der Mitte des Manubrium sterni infolge einer Einbiegung der caudal von der Fraktur gelegenen Sternumpartie. Die Rippenfrakturen sind aus Abb. 19 ersichtlich. Vertikale, ventral und caudal klaffende Infraktion des linken Proc. transv. des 4. und 6. Brustwirbels von der oberen Kante ausgehend und Abbruch des linken Proc. spin. des 5. Brustwirbels. — Zerfetzung der Pleura mediastinalis caudal der rechten Lungenwurzel und dorsal des Lig. pulm. bis hinab zum Diaphragma. Zwei kleine Zerfetzungen der Facies diaphragmatica des Pericards dicht rechts des Durchtrittes der V. cava inf. Subepicardiale Blutungen an der Ventralseite des V. cava inf. Kleine Zerfetzungen der inneren Wandschichten der V. cava inf. auf der linken Seite dicht vor dem Eintritt ins Herz. Zerfetzung der Pleura pulm. und des anliegenden Lungenparenchyms auf der rechten Seite des rechten Lungenoberlappens mit ausgedehnten umgebenden Blutungen und von hier ausgehende Blutaspiration in die übrigen Lungenbereiche. Rechtsseitiger Pneumothorax. Abriß des Lig. falciforme von vorn her von der Leber. Keine weiteren intrathorakalen und -abdominalen Verletzungen.

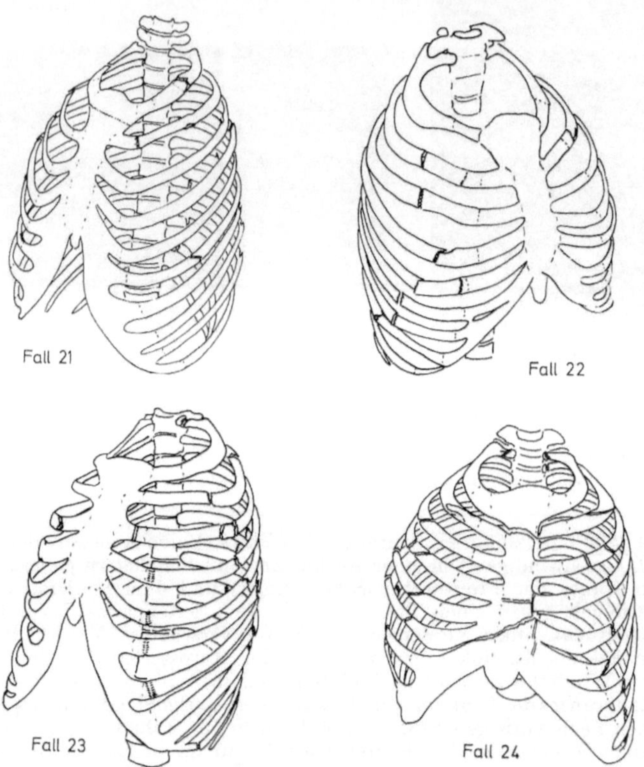

Abb. 19. Fall 21—24: Thoraxverletzungen bei Fahrern (frontaler Aufprall)

Fall 22 (170/66): 26jähriger Fahrer eines Pkws (Mercedes 180 1954), der frontal mit dem rechten Teil der Frontpartie gegen das linke Hinterrad eines geparkten Lkw aufgefahren war. (Geschwindigkeit nicht sicher festzustellen, doch vermutlich nicht über 70 km/Std.) Der Fahrer wurde auf seinem Sitz angetroffen. Frontpartie des Pkw auf der rechten, nicht dagegen auf der linken Seite eingedrückt. Unterer Teil des Radkranzes der Lenkung nach vorn gebogen, die Lenksäule nicht in das Fahrzeuginnere verschoben, nach vorn gebogen. Fahrersitz von seiner Verankerung abgerissen, nach vorn verschoben. Windschutzscheibe zertrümmert. — Tod 4 Std. später. Multiple Platzwunden und kleine Schnittverletzungen im Gesicht (Windschutzscheibe). Impressionsfraktur des Os frontale und davon ausgehende Schädelbasisfrakturen mit kleiner Ruptur der A. carotis int. Hirnkontusion und Blutaspiration. Hautabschürfungen vor den beiden Kniegelenken. — Hautabschürfung links des Manubrium sterni. Subcutane Haematome an der Vorderseite des Corpus sterni, hauptsächlich rechts. Vordere Thoraxwand abgeplattet mit Rippenfrakturen und -infraktionen (Abb. 19). Abbruch eines dorso-lateralen Fragments des rechten Proc. transv. des 2. Brustwirbels mit Zerfetzung des Periostes hauptsächlich auf der Kranialseite der Fraktur. An der Dorsalseite des rechten Proc. transv. des 4. Brustwirbels nahe der kranialen Kante eine transversal verlaufende Fissur. Die beiden letztgenannten Frakturen sind offenbar auf den dorsal gerichteten, über das Tuberculum costae vermittelten Druck der 2. bzw. 4. rechten Rippe zurückzuführen. Keine intrathorakalen und -abdominalen Verletzungen.

Fall 23 (142/66): 51jähriger Fahrer eines Pkws (Saab), der im Stadtverkehr mit geringer Geschwindigkeit mit seiner Front in die Flanke eines anderen Pkws gefahren war. Frontpartie hauptsächlich auf der rechten Seite eingedrückt. Unterer Teil des Radkranzes der Lenkung nach vorn gebogen. Lenksäule nicht ins Fahrzeuginnere geschoben. Fahrer auf dem nach vorn geglittenen Sitz angetroffen. Windschutzscheibe unversehrt. Tod 7 Tage später (Respiratorbehandlung). Kopfschwartenhaematom über der linken Seite der Stirn. Abriß einer Brückenvene an der Mantelkante über dem linken Parietallappen des Großhirns mit Subduralhaematom. Massive Nekrose des Gehirns. — Subcutane Blutung vor dem Sternum in Höhe der 3. bis 4. Rippen. Die vordere Brustkorbwand ist deutlich imprimiert mit den aus Abb. 19 ersichtlichen Rippenfrakturen zur Folge. An der Innenseite von queren Frakturen und Infraktionen der 2. bis 11. linken Rippe in der Umgebung des Angulus costae sind Periost und stellenweise Pleura parietalis zerfetzt. Die Brüche sind durch einfache Ausbiegung der lateral von den Frakturen gelegenen Rippenpartien und gleichzeitige Abwärtsbiegung der ventralen Abschnitte der Rippen hervorgerufen worden. In den Bruchspalt der 7. Rippe ist Lungengewebe eingeklemmt. Infraktionen der rechten 7. bis 9. Rippen in der Umgebung des Angulus costae infolge Ausbiegung der lateral davon befindlichen Rippenpartien und Abwärtsbiegung der ventralen Rippenabschnitte mit Zerfetzung von Periost und Pleura parietalis an der Innenseite. Querfraktur des Collums der 1. linken Rippe

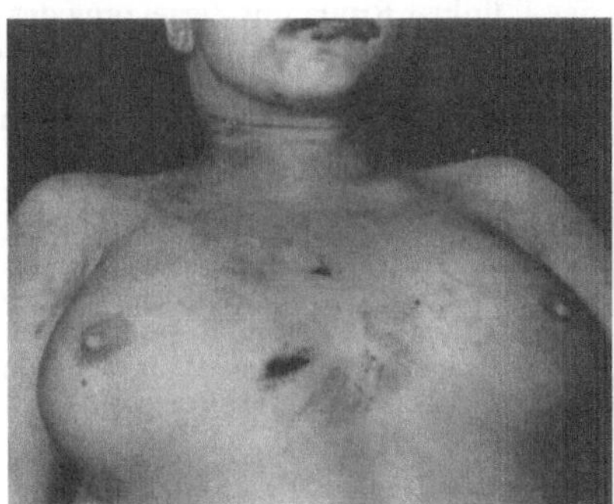
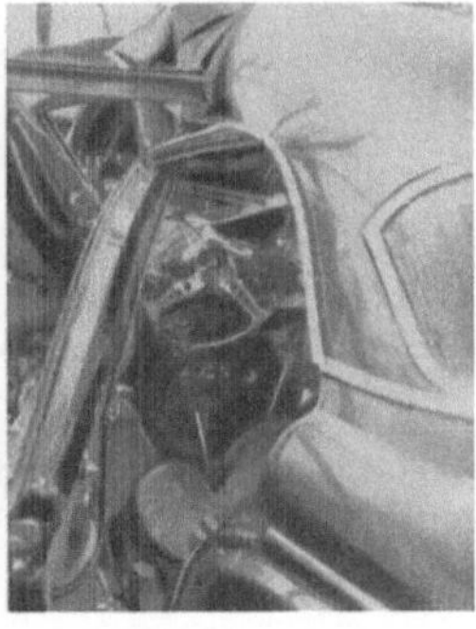

Abb. 20. Fall 21: Hautverletzungen an der Brust. Lenkung des Unfallfahrzeuges

in der Nähe des Capitulums. Von der medialen Bruchfläche sind einige kleine Splitter nach unten gebogen. Das Periost ist an der Kranial- und Ventralseite der Fraktur zerfetzt. Die Fraktur ist offensichtlich dadurch entstanden, daß der ventrale Teil der Rippe nach abwärts gepreßt worden ist. Verletzung der Gelenkkapsel und der umgebenden Ligamenta des linken Sternoclaviculargelenkes. — An der Vorderseite der V. cava inf. subepicardialen Blutungen. Keine weiteren inneren Verletzungen.

Fall 24 (356/67): 51jähriger Fahrer eines Pkws (Chrysler Valiant 1964), der frontal gegen ein Eisengeländer geprallt war. Geschwindigkeit unbekannt. Frontpartie des Fahrzeuges besonders auf der rechten Seite eingedrückt. Windschutzscheibe zertrümmert. Lenksäule nicht in das Fahrzeug eingeschoben. Unterer Teil des Radkranzes der Lenkung gering nach vorn gebogen (Kunststoffumkleidung gebrochen), sodaß die Vorderseite der Brustregion mit der versenkten Nabe in Berührung kommen konnte. Vordersitz nach vorn geschleudert. Der Fahrer und Beifahrer wurden zwischen dessen Rücklehne und Lenkung bzw. Armaturenbrett eingeklemmt vorgefunden und mußten mit Brecheisen befreit werden. — Tod 1 Tag später infolge massiver pulmonaler Fettembolie und frischen Herdpneumonien in sämtlichen Lungenlappen. — Kleine Hautabschürfungen und Schnittwunden im Gesicht besonders auf der rechten Seite. Abriß einer Brückenvene über der Mantelkante des rechten Occipitallappens mit geringgradiger Subduralblutung. Fraktur des rechten Femurschaftes. — Etwas schräg von links kranial nach rechts caudal quer über die untere Hälfte des Sternums verlaufendes 25×4 cm großes subcutanes Haematom und Hautabschürfung, die den im Unfallaugenblick offenbar etwas schräg stehenden Speichen des Lenkrades entsprachen. Über der Symphysis sterni buchtet die Oberfläche der vorderen Brustwand deutlich etwas vor. Vordere Brustwand im übrigen abgeplattet. — Schräg von links oben nach rechts unten verlaufende an der Innenseite klaffende Sternumfraktur zwischen 4. linkem und 5. rechtem Intercostalraum. Weitere an der Innenseite klaffende Querfraktur des Sternums zwischen den 4. Rippen. Symphysis sterni zerfetzt. Sie klafft an der Ventralseite. Das Periost ist oberhalb der Verletzung von der Innenseite des Manubrium sterni in einem etwa 1 cm breiten Bezirk abgelöst und nicht zerrissen. Fraktur des Collum der 1. linken Rippe mit Zerfetzung des Periosts an der Vorderseite. Querfraktur des Collum der 2. linken Rippe. Diese beiden Frakturen und die Weichteilverletzungen in deren Umgebung lassen zu, daß der ventrale Teil der Rippen leicht kranialwärts gebogen werden kann, während die umgekehrte Bewegung nicht möglich ist. Die übrigen Rippenverletzungen ergeben sich aus Abb. 19. — Geringgradige retrosternale Mediastinalblutung. Keine intrathorakalen Verletzungen. Mäßige Hypertrophia cordis. Deutliche Dilatation des Arcus aortae. Erhebliche arteriosclerotische Veränderungen der Aorta.

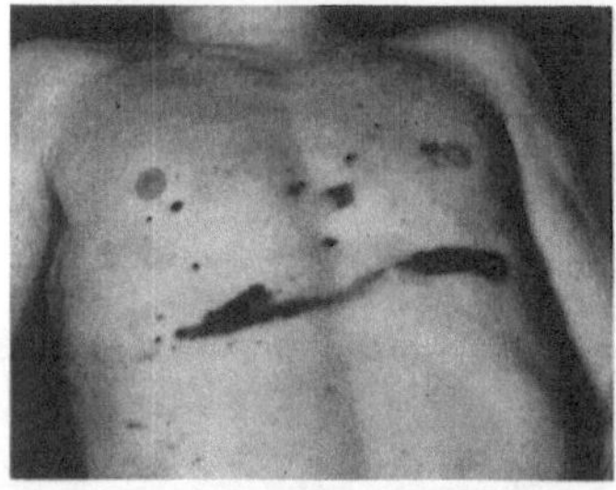

Abb. 21. Fall 24: Lenkung und Hautverletzung an der Brust des Fahrers

Kommentar

Die durch frontale Zusammenstöße entstehenden Brustverletzungen bei Insassen von Kraftfahrzeugen haben seit langem das Interesse besonders der Unfallchirurgen und der Kraftfahrzeugkonstrukteure gefunden, dabei besonders die Entstehungsweise der gefürchteten Aortarupturen. Diese treten an verschiedenen Stellen der Aorta bevorzugt auf (Strassmann; Parmley, Mattingly, Manion und Jahnke; Derra, Baumgartl, Gremmel und Irmer). Es kann sich um Intima-, Intima-Mediarupturen, aber auch um Rupturen sämtlicher Wandschichten handeln, die Teile, aber auch die Gesamtheit der Circumferenz des Gefäßes betreffen können. Die Rupturen verlaufen im allgemeinen quer, manchmal handelt es sich aber auch um unregelmäßige Zerfetzungen, die im allgemeinen durch einspießende Knochenfragmente hervorgerufen werden (Fall 6). Von ganz besonderem Interesse sind Rupturen am Übergang vom Arcus aortae in die Aorta descendens, d.h. an der sog. klassischen Stelle (ZEHNDER), da diese heute, falls nicht durch Zerfetzung der anliegenden Pleura mediastinalis eine sofortige pleurale Verblutung eintritt, erfolgreich operativ behandelt werden können. Die klinische Diagnostik einer solchen Ruptur trifft offenbar auf Schwierigkeiten (SPENCER, GUERIN, BLAKE und BAHNSON). 11,4% der Verunglückten mit Rupturen der Aorta leben so lange, daß die klinische Diagnose gestellt werden kann (PARMLEY, MATTINGLY, MANION und JAHNKE).

Es fragt sich, ob man aus der Kenntnis der Unfallsituation, den äußeren Läsionen und gewissen Thoraxverletzungen Anhaltspunkte für den Verdacht auf eine Aortaruptur erhalten kann. Bevor man sich mit dieser Frage befaßt, muß zunächst die Entstehungsweise der Rupturen klargelegt sein.

Die bisherigen Ansichten (s. S. 82) stützen sich im wesentlichen auf theoretische Überlegungen und klinische Einzelbeobachtungen, ohne daß dabei bisher die Unfallsituation und die Thoraxverletzungen ausreichend beachtet worden sind. Die wesentlichsten Theorien und die darauf aufbauenden Tierexperimente zur Erzeugung von traumatischen Aortarupturen und Herzverletzungen (ROBERTS, JACKSON und BERKAS; MOFFAT, ROBERTS und BERKAS; HANSON) gehen davon aus, daß das den Fahrer (Aufprall auf die Lenkung) oder den Beifahrer (Aufprall auf andere Karosserieteile) bei frontalen Zusammenstößen treffende Trauma im Körper eine sagittale (ventrodorsale) Richtung hat.

Wie sich aus den Thoraxbefunden der voranstehend geschilderten Beobachtungen ergibt, trifft dies nur in einem Teil der Fälle zu.

Stets wenn eine typische Aortaruptur an der klassischen Stelle (d.h. zwischen Abgang der linken A. subclavia und unterhalb der Insertion des Lig. arteriosum) nachgewiesen wurde, war die Gewalteinwirkung gegen die vordere Thoraxwand von caudal-ventral nach kranialdorsal gerichtet. Diese Eigentümlichkeit, die Stelle des Aufpralles an der Körperoberfläche und die hierbei entstehenden Verletzungen werden nach den Beobachtungen an den Unfallfahrzeugen und den Sektionsresultaten zu urteilen, von der Konstruktion der Lenkung und der Körperstellung des Fahrers im Augenblick des Aufpralls bestimmt.

In den meisten Personenkraftwagen stehen die Lenksäule und damit auch das Lenkrad schräg. Bei einer Kompression des Vorderteils des Fahrzeuges wird nicht selten die Lenksäule tief in das Fahrzeuginnere hinein und um die Verankerung an Spritzwand und Armaturenbrett herum nach oben getrieben. Sie kann in gewissen Fahrzeugen sogar dessen Dach erreichen. Der Einschub dürfte in Wirklichkeit noch größer sein, als man dies bei der Untersuchung der Unfallfahrzeuge erkennen kann, da die eingeschobene Lenksäule infolge der Elastizität des demolierten Karosserieblechs sofort wieder etwas zurückgezogen wird. Dieser blitzschnelle Einschub geschieht offenbar, bevor der Fahrer dagegen prallt. Auf Grund dieses Einschubes kann sogar der Kopf des mit Sicherheitsgurten angeschnallten Fahrers von der Lenkung erreicht und verletzt werden, wie das in einem Fall im eigenen Material beobachtet wurde. Der Einschub der Lenkung nach oben ist erfahrungsgemäß eine der wesentlichsten Ursachen für schwere Kopf- und Halsverletzungen des Fahrers bei frontalen Zusammenstößen.

In den Fällen 6 und 7 hatte die eingeschobene Lenkung laterale Partien der oberen Hälfte der vorderen Thoraxwand getroffen und die Nabe des Lenkrades war wie die Spitze eines Speeres tief in den Thorax eingedrungen, ohne daß dabei Hautzerreißungen aufgetreten sind. Von dem Ende eines imprimierten Rippenfragments war in Fall 6 die Aorta angespießt worden. Ähnlich liegen die Verhältnisse bei Fall 18, wo die eingeschobene Lenkradnabe kraniale Partien des Sternum imprimiert hatte. Durch die Rückwärtsschleuderung des Kopfes mit der Halswirbelsäule war es nach Aufprall auf die Windschutzscheibe zu der beschriebenen Wirbelverletzung gekommen.

Selbst wenn kein oder kein wesentlicher Einschub der schräg stehenden Lenksäule geschieht, wird deren im Wageninneren befindlicher Teil durch den aufprallenden Fahrer sehr häufig um ihre Verankerung am Armaturenbrett herum nach vorn gebogen und die Nabe des Lenkrades damit aufwärts gedrückt. Dies ist mitunter nur bei eingehender Untersuchung der Unfallfahrzeuge erkennbar, wobei man den dicht oberhalb der Lenksäule befindlichen Teil des Armaturenbrettes besonders beachten muß. Der obere Teil des Radkranzes der Lenkung zertrümmert dabei nicht selten die Windschutzscheibe.

Bezüglich der Rumpfstellung des auf die Lenkung aufprallenden Fahrers liegen zahlreiche, meist doch wohl nicht veröffentlichte Untersuchungen von seiten der Industrie vor, indem man die Schleuderungen von Dummies bei frontalen Aufprallen gefilmt hat (Kulowski; Odelgard und Weman; Aldman; Franchini). Ohne hier auf Einzelheiten eingehen zu wollen, muß berücksichtigt werden, daß man in Personenkraftwagen stets mit etwas nach hinten geneigtem Rumpf sitzt und aus dieser Stellung heraus in die Schleuderung hineinkommt. Die Hüftgelenke sind gebeugt. In erster Linie wird die Brustregion von der Lenkung aufgehalten, während ober- und unterhalb davon befindliche Körperteile ihre Bewegung nach vorn fortsetzen. Wegen der beim Aufprall besonders aus höheren Geschwindigkeiten heraus wirkenden Gewalten dürfte das reflektorische Abstützen mit Armen und Beinen bedeutungslos dafür sein, daß der Körper des Verunglückten — und damit auch dessen Beckenregion gegenüber den oberen Körperpartien — von der Schleuderung zurückgehalten wird. Angaben über die Kräfte, gegen die man sich mit Armen und Beinen abstützen kann, finden sich bei Aldman. Die Aufprallstelle an der Vorderseite des Körpers befindet sich auf Grund des Einschubes oder der Aufwärtshebelung des Lenkrades weiter kranial als man dies aus der Betrachtung eines unversehrten Fahrzeuges vermuten kann. Selbst bei verhältnismäßig tief liegender Lenkung sind die unterhalb der Aufschlagstelle befindlichen Körpermassen des Fahrers bedeutend größer als oberhalb davon, somit auch die bei dem Aufprall wirkenden Energien, da der nach unten gerichtete Teil des Lenkradkranzes ohne größeren Widerstand nach vorn gebogen wird und somit im wesentlichen nur die verhältnismäßig hochliegende Lenkradnabe den Rumpf des nach vorn geschleuderten Fahrers aufhält. Dies erklärt, daß sich die unterhalb der Aufschlagstelle auf die Lenkung befindliche Rumpfpartie (soweit dies der zur Verfügung stehende Platz zuläßt, oder Oberschenkel und Becken nach dem Anstoß der Kniegelenke an Spritzwand oder Armaturenbrett nachgeben) weiter nach vorn bewegen muß als der Kopf, was auch den Befunden bei der Sektion der Unfallopfer und den Spuren an den Fahrzeugen entspricht. Wesentlich ist dabei, daß die Kniegelenke bei allen hier beschriebenen Fällen — mit Ausnahme von Fall 12 — nach den Spuren an den Fahrzeugen zu urteilen unter dem Armaturenbrett vorbei nach vorn gedrückt worden sind. Der Raumbedarf für die caudalen Körperpartien unter und vor der Lenkung nach Anprall der Kniegelenke an die Spritzwand oder Unterseite des Armaturenbrettes wird, besonders bei der plötzlichen Deceleration aus größeren Geschwindigkeiten heraus, sehr häufig durch gewaltsame Ab- oder Adduktion und Beugung in den Hüftgelenken, Frakturen von Unter-, Oberschenkel und Becken oder Hüftgelenksluxationen (sog. dashboard-Verletzungen) erheblich vermindert. Zudem können vermutlich in solchen Fällen die Oberschenkel (soweit nicht sofort eine Femurfraktur entsteht) um das nach dem Anprall fixierte Kniegelenk wie die Speiche eines Rades gedreht werden, wodurch das vom Sitz nach vorn geglittene Gesäß nach abwärts-vorwärts gehebelt wird. Dies resultiert in einer zunehmenden Beugung in den Hüftgelenken, und die Vorderseite des Rumpfes kann gegen einen Oberschenkel gepreßt werden, was Anlaß zu Beckenfrakturen geben kann (dashboard-Verletzung Typ II; VOIGT). Der Rumpf kippt somit um den Aufprallort an der Lenkung herum, wobei sein caudaler Teil weit nach vorn und vermutlich caudal gezerrt wird. Dies erklärt die häufig zu beobachtende auffallende Geringfügigkeit des Traumas gegen den Kopf beim eventuellen Aufprall gegen die Windschutzscheibe oder den oberen Umfang des Radkranzes der Lenkung, wenn nicht der im Fahrzeuginnern befindliche Teil der Lenksäule von dem aufprallenden Fahrer nach vorn gebogen wird (Verringerung des Abstandes zwischen Lenkung und Windschutzscheibe). Nach Aufhalten des Beckens nach der Schleuderung nach vorn kann die Lenden- und untere Brustwirbelsäule die Bewegung nach ventral fortsetzen, wodurch es also zu einer ventralen Ausbiegung und queren Rißfrakturen an der Vorderseite der unteren Brust- und Lendenwirbel kommen kann (Fall 10).

Aus alledem ergibt sich, daß in einem Teil der Fälle die Voraussetzungen vorhanden sind, daß das Trauma, das auf die Vorderwand des Brustkorbes des auf die Lenkung aufprallenden Fahrers einwirkt, eine kraniodorsale Richtung hat.

Für die Art der entstehenden Brustverletzungen beim Fahrer ist die Lenkradkonstruktion von großer Bedeutung. Er schlägt stets zuerst gegen den unteren Umfang des Radkranzes auf, der nach vorn gebogen wird. Dadurch werden außer gelegentlichen Bauchdeckenhaematomen und Mesenterialrupturen im allgemeinen keine erheblichen Körperverletzungen hervorgerufen. Hiernach ist der Körper frei für den Angriff der Nabe oder eventuell der Speichen des Lenkrades. Stehen breite und widerstandsfähige Speichen im Augenblick des Aufpralles zufällig quer oder annähernd quer, verteilt sich das Trauma, ähnlich wie beim Aufprall des Beifahrers auf das Armaturenbrett, auf einen quer über die Brust verlaufenden streifenförmigen Bezirk (Fall 24), stehen sie vertikal, kann die nach unten gerichtete Speiche oder deren Umkleidung durch den Aufprall des Fahrers brechen und die Gewalt wird dann über die kleine Bruchstelle auf dessen Körper übertragen (Fall 13). Man bekommt hierbei zumindest den gleichen Effekt, wie er von einer kleinen Radnabe hervorgerufen wird. Bezüglich dieser ist der primäre Aufschlagbezirk an der Vorderseite des Körpers bedeutend kleiner als man dies aus der Form der Nabe vermuten kann, da der Fahrer auf Grund seiner Rumpfstellung offenbar nur mit dem ihm nächstgelegenen unteren Teil der Nabenkante in Berührung kommt. Dies geschieht bei nicht oder nicht wesentlich eingeschobener Lenkung stets vor der unteren Hälfte des Sternums. Es resultiert dabei eine lokale Impression der vorderen Thoraxwand.

Hatte das Trauma eine kraniodorsale Richtung, wie sich das aus den Thoraxfrakturen, aber auch aus dem subcutanen Decollement oberhalb der Anprallstelle (Fall 8 bis 10) herleiten läßt, waren Aortaverletzungen besonders zwischen Abgang der linken A. subclavia und der 2. Intercostalarterien vorhanden (Fall 8 bis 17). Bei Fall 13 hatten die Gewalten vermutlich nicht ausgereicht, um eine solche Ruptur herbeizuführen (S. 38). Die vordere Brustwand war stets entweder über dem caudalen Teil des Sternums (Fall 8 bis 12) oder etwas weiter kranial, doch unterhalb der Mitte des Sternums getroffen worden (Fall 13 bis 17). Der Ort der Gewalteinwirkung lag somit stets weit caudal der Lokalisation der Aortaverletzung.

Um Klarheit über die von einem derartigen Trauma hervorgerufene Aortadeformierung zu erlangen, wurden wiederum Versuche am Corpus mortuum durchgeführt. Die Kompressionen geschahen zwischen verschiedenen Segmenten des Corpus sterni und der Vertebra prominens.

Setzt die Gewalt caudal an der vorderen Thoraxwand an, wird die Gegend der Symphysis sterni, offensichtlich gegen den Widerstand des Rahmens der oberen Thoraxapertur, ausgebogen und bricht quer von ventral her. Im übrigen stellten sich etwa die gleichen Frakturen ein, wie sie bei den Fällen 8 bis 11 beobachtet wurden.

Bei einer Gewalteinwirkung gegen die Sternummitte, also in Höhe der 4. bis 5. Rippen, kippt der kranial davon gelegene Sternumteil tief in das Thoraxinnere ein und es resultieren an der Stelle der tiefsten Impression an der Innenseite klaffende Querfrakturen. In der Umgebung der Symphysis sterni wurde nicht in jedem der Experimente an der Ventralseite klaffende Querbrüche erhalten. Herz und Aorta verhalten sich dabei (Präparation in komprimiertem Zustand und Röntgenuntersuchung) folgendermaßen (Abb. 22): Bei der Gewalteinwirkung gegen den untersten Teil des Sternums wird das Herz von der von caudal her eingebogenen

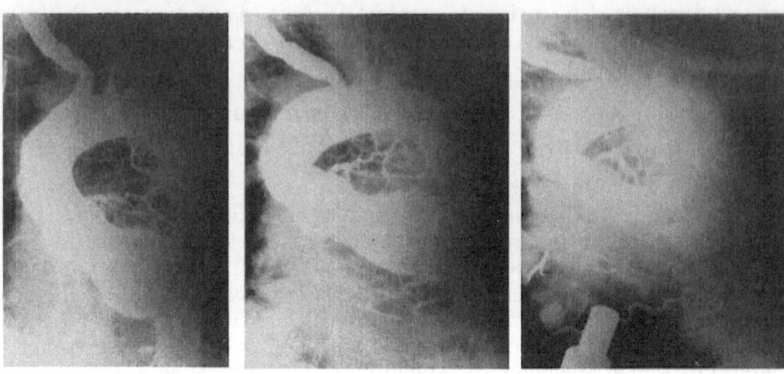

Abb. 22. Aortadeformierung bei Thoraxkompression zwischen caudalem Ende des Sternum und der Vertebra prominens (gleiche Projektion wie in Abb. 3)

vorderen Brustwand wie von einer Schaufel erfaßt, quergestellt, etwas um die eigene Achse gedreht — wobei sich die rechte Herzkante dorsalwärts bewegt — und kranialwärts verschoben. Dabei entstanden im Experiment ebenso wie bei den Fällen 8 bis 11 Rupturen der V. cava inf., die in das Atriumseptum hinein fortsetzen können. Da die Leber caudalwärts aus ihrem Lager herausgedrückt wird, riß das Lig. falciforme von der Leber ab, oder es resultierten Leberrupturen meist entlang des Ansatzes dieses Bandes. Diese Verletzungen wurden bei den Fällen 8 bis 11 beobachtet, wobei bei Fall 11 sogar die beiden Vorhöfe des Herzens von caudal her von den mit ihnen verbundenen Gefäßen abgerissen waren.

Der Arcus aortae wird auseinander gebogen (deflektiert), wobei sein proximaler Teil mit der nach links abgeknickten Aorta ascendens kranialwärts verschoben und der Truncus brachiocephalicus gestreckt bzw. kurz nach seinem Abgang nach rechts geknickt wird. Die dabei auftretende Zerrung dürfte die Ursache der bei dem Fall 17 beobachteten Intimarupturen am Abgang dieser Arterie sein. Nach dem Verhalten der linken A. subclavia zu urteilen, wird der kraniale Teil der Aorta descendens gestreckt und erheblich gezerrt, aber nicht links der Wirbelkörper dorsalwärts gepreßt. Man wird in der Annahme nicht fehlgehen, daß dies im wesentlichen auf den nach rechts gerichteten Zug des Lig. arteriosum zurückzuführen ist. Dieser Zug ist durch die anatomischen Verhältnisse erklärlich. Verstärkt durch Bindegewebsstränge (sog. Vincula), auf die RINDFLEISCH zuerst aufmerksam gemacht hat, ist die Aorta ascendens durch das Pericard mit der A. pulmonalis und diese wiederum über das Lig. arteriosum mit dem Übergang vom Arcus aortae in die Aorta descendens verbunden. Die gewaltsame Verschiebung der Aorta ascendens muß sich somit in einem nach rechts, ventral und auch kranial gerichteten Zug an dem Lig. arteriosum bemerkbar machen.

Wird von der von caudal-ventral einwirkenden Gewalt die Sternummitte tief craniodorsal imprimiert (Abb. 23), wird der Arcus aortae in ähnlicher Weise auseinander gebogen und zur Gänze kranialwärts verschoben, wobei jedoch die Knickbildung der Aorta ascendens zumindest im Beginn des Kompressionsversuches nicht so ausgeprägt ist, wie in dem zuvor geschilderten Experiment. Nähert sich bei maximaler Kompression die untere Kante des eingebogenen kranialen Sternumfragments der Gegend des Überganges von Arcus aortae in die Aorta descendens,

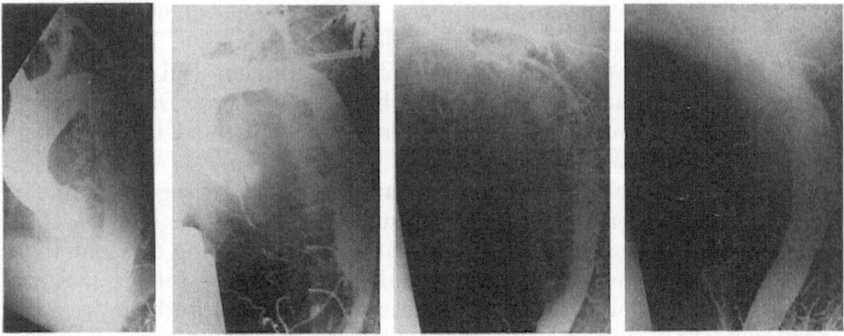

Abb. 23. Aortadeformierung bei Thoraxkompression zwischen Sternum (Höhe der 4. bis 5. Rippe) und Vertebra prominens

sieht man, wie dieser Bezirk immer mehr gestreckt und von ventral her komprimiert wird. Aber auch der gesamte Aortabogen und die Aorta ascendens werden vom Kontrastmittel entleert, komprimiert. Das Trauma auf diesen Aortaabschnitt dürfte somit aus drei Komponenten bestehen: 1. axiale Streckung (Zerrung); 2. Zug über das Lig. arteriosum nach rechts, ventral und möglicherweise kranial; 3. Kompression von caudal-ventral her, was gleichbedeutend mit einer axialen Zerrung ist. Die von caudal-ventral her auf den Arcus aortae und dessen Übergang in die Aorta descendens wirkenden Gewalten werden in manchen Fällen vermutlich noch durch einen kranialwärts gerichteten Zug verstärkt, der bei der Rückwärtsschleuderung des Kopfes über die ventralen Halsweichteile zustande kommt (vgl. Fall 51). Es erscheint damit nicht erstaunlich, daß in dieser Gegend bei der angegebenen Gewalteinwirkung querverlaufende Rupturen auftreten, die sich in erster Linie dicht unterhalb der Insertion des Lig. arteriosum vorfinden. Diese wurden auch bei den Experimenten erzielt: Bei der statischen Belastung über der Sternummitte oder über dem caudalen Teil des Sternums ließen sich querverlaufende Intima-Media-Rupturen oberhalb und vor allem auch dicht unterhalb der Insertion des Lig. arteriosum erzeugen und bei Verwendung eines Schlagpendels, daß das Sternum in Höhe der 4. Rippen in kraniodorsaler Richtung traf, wurden eine große Ruptur der Aorta dicht unterhalb des Abganges der A. subclavia sin. erhalten und (oder) Intima-Media-Rupturen unterhalb der Insertion des Lig. arteriosum. (Abb. 24).

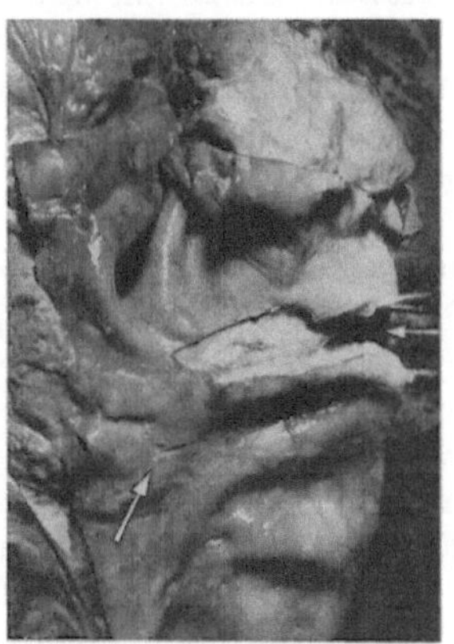

Abb. 24. Experimentelle Aortarupturen

Nach Gewalteinwirkung gegen den caudalen Teil des Sternums (in kraniodorsaler Richtung) wurde außerdem in einem Experiment eine querverlaufende Intimaruptur oberhalb der Klappen auf der rechten Seite der Aorta ascendens erzeugt. Mit der bei den Versuchen nachgewiesenen Abknickung dieses Gefäßabschnittes dürfte auch das Entstehen der Rupturen bei den Fällen 11 und 12 eine Erklärung finden.

Es ist auffallend, daß ebenso wie in den Experimenten bei einem Trauma von caudo-ventral gegen die Mitte des Sternum außer gelegentlichen Rupturen des Pericardes in der Umgebung des Aortadurchtrittes oder im Niveau mit den Lungenwurzeln und den genannten Aortaverletzungen keine weiteren mediastinalen Verletzungen aufzutreten brauchen. Dies ist besonders bezüglich Fall 14 eigentümlich, bei dem die gegen das Sternum wirkende Gewalt einen kranialen Teil der Wirbelsäule nach dorsokranial ausgewuchtet hat (Expression). Die in diesem Fall beobachteten Aortarupturen dürften einfach auf eine Überstreckung des Gefäßes zurückzuführen sein.

Bezüglich der Lokalisation der Aortarupturen an der sog. klassischen Stelle, d. h. zwischen Abgang der A. subclavia sin. und caudal der Intertion des Lig. arteriosum zeigt sich unter Einbeziehung der anderen, durch die gleiche Gewalteinwirkung in dieser Arbeit geschilderten Rupturen folgendes: Bei 14 Fällen fanden sich 12 Risse unterhalb des Lig. arteriosum (Fall 5, 8, 9, 10, 12, 15, 16, 25, 27, 28, 44, bei Fall 26 war die Insertion herausgerissen) und nur bei 2 waren die Rupturen dicht unterhalb des Abganges der A. subclavia sin. vorhanden: Fall 11 und 17, bei letzterem lag außerdem eine Ruptur in Höhe des Abganges der 2. Intercostalarterien vor. Partielle Rupturen dicht unterhalb der Insertion des Lig. arteriosum finden sich stets an der Ventralseite der Gefäßcircumferenz, während solche unterhalb des Abganges der A. subclavia sin. den dorsolateralen Teil des Gefäßumfanges betreffen. Erfahrungsgemäß ist in letzteren Fällen meist die Verbindung zwischen Aorta ascendens und Insertion des Lig. arteriosum an der Aorta irgendwo eingerissen.

Genau wie bei den Experimenten lagen bis auf Fall 17, 27 und 28 stets Brustbein-Frakturen in der Umgebung der Symphysis sterni vor, die somit die Folge eines gegen den Widerstand des Rahmens der oberen Thoraxapertur erfolgenden kranialwärts gerichteten Schubes des candal eingebogenen Brustbeines sein kann. Eine solche Fraktur ist somit ein sehr wesentliches Zeichen dafür, daß eine bezüglich des Entstehens einer traumatischen Aortaruptur suspekte Gewalteinwirkung stattgefunden hat. Die Fraktur (oder ventrale Symphysenruptur) ist an der Leiche häufig äußerlich dadurch zu erkennen, daß die Gegend der Symphysis sterni vorbuchtet, was sich bei manuellem Druck in kranialer Richtung gegen das caudale Ende des Sternum noch mehr verdeutlichen läßt. Freilich ist eine solche Fraktur nicht beweisend für das Vorliegen der Aortaruptur, wie das Fall 24 zeigt. Bei den Fällen 17 und 28 war statt dieser Fraktur eine Transversalfraktur der 1. linken Rippe vorhanden, die die tiefe aufwärts gerichtete Impression der vorderen Brustwand zu beweisen scheint. Frakturen der dorsalen Thoraxwand sind in solchen Fällen selten, bei denen die Lenkradkonstruktion die Voraussetzungen dafür liefert, daß der untere Teil der vorderen Brustwand des Fahrers nur auf eine kleine Nabe aufprallt. Da hierbei die in den lateralen Thoraxpartien gelegenen Rippenabschnitte, über die sich der Druck dorsalwärts fortsetzt, nicht direkt belastet werden, dominieren die tiefen Impressionen der vorderen Brustwand. Diese resultieren meist in einer Sternumfraktur im Bereich des Einwirkungsortes des Traumas, wobei es sich um Zertrümmerungen mit vertikalen Frakturen handeln kann und in Frakturen der in der Nähe davon ansetzenden Rippen in deren ventralen oder lateralen Abschnitten, dabei sehr häufig auch der Rippenknorpel.

Besonders müssen Frakturen der obersten 3. Rippenpaare hervorgehoben werden, die indirekt durch die caudal davon erfolgende Impression der vorderen Brustwand entstehen. Handelt es sich um einen Aufprall auf eine kleine Lenkradnabe, sind Frakturen der 1. Rippen nur gelegentlich im Corpusteil vorhanden, besonders wenn das kraniodorsale Trauma etwas lateral gerichtet war (Fall 11, 12 und 17). Dagegen sieht man fast stets Frakturen oder Infraktionen der 2. oder 3. Rippen, die lateral der Knorpelknochengrenze transversal verlaufen und an der Ventralseite klaffen. (Im Vergleich dazu die Fälle 21 bis 24, bei denen keine Aortarupturen vorlagen.) Besonders wenn die Gewalteinwirkung gegen den untersten Teil des Sternum stattgefunden hat, sind derartige Frakturen alarmierend, wenn auch nicht beweisend (Fall 24) für das mögliche Vorliegen einer Aortaruptur.

Die Verletzungen der thorakalen Aorta descendens sind als die Folge einer Kompression und Zerrung des Gefäßes anzusehen und werden besonders, wenn auch nicht ausschließlich, infolge einer Einbiegung des caudalen Teils der vorderen Brustwand beobachtet. Dabei wird die Aorta descendens (nach dem Ergebnis von Röntgenuntersuchungen zu urteilen) von dem einbiegenden Sternumteil und den zwischen dessen Rückwand und der Wirbelsäule liegenden mediastinalen Strukturen von caudal nach kranial von darin befindlichem Blut „ausgestrichen" und vermutlich axial gezerrt. Diese Zerrung dürfte die Ursache von querverlaufenden, häufig vom Abgang der Intercostalarterien ausgehenden Rupturen sein, die doch meist nur Intima und Media betreffen. Die kranialwärts erfolgende Entleerung der Aorta vom Blut mag die Erklärung dafür sein, daß es in derartigen Fällen bei rasch eingetretenem Tod kaum aus abdominalen Verletzungen blutet. Dies ist bereits HASS aufgefallen. Die Verschiebung der Blutsäule kann möglicherweise den Eintritt der Aortarupturen an der klassischen Stelle begünstigen (UNDEVALL).

Nach den von FRANCHINI mitgeteilten Ergebnissen von Aufprallversuchen mit Dummies wäre zu erwarten, daß das Gesäß des Fahrers oder Beifahrers frontal zusammenstoßender Kraftfahrzeuge um den Aufprallpunkt der Kniegelenke herum nach aufwärts vorn gehebelt wird. Der Rumpf müßte also dann von den sich wie die Speichen eines Rades bewegenden Oberschenkeln nach oben und vorn geschleudert werden und die Scheitelgegend des Kopfes müßte in die Windschutzscheibe schlagen. Eigentümlicherweise scheint dies aber in der Praxis nicht vorzukommen, zumindest hat Verf. bislang noch nie eine bei einem derartigen Vorgang zu erwartende Impressionsfraktur der Parietalgegend des Schädels beobachtet und nicht ganz seltene Ringfrakturen der Schädelbasis waren stets Traktionsfrakturen (diesen Frakturtyp, der in gleicher Form bei von hinten von Kraftfahrzeugen angefahrenen Fußgängern und Radfahrern vorkommt, bezeichnet PATSCHEIDER als Extensionsfrakturen) und nicht Impressionsfrakturen, was sich sehr leicht aus der Frakturform erkennen läßt (VOIGT). Wenn Fahrer und Beifahrer frontal zusammenstoßender Kraftfahrzeuge mit dem Kopf gegen die Windschutzscheibe schlagen, geschieht dies stets mit dem Gesicht (Stirn, Nase, Kinn).

Nur wenn die caudalen Körperpartien des Fahrers nicht weit vor und unter das Lenkrad geschleudert werden, ist mit einer mehr sagittalen Kompression des Brustkorbes zu rechnen als in den voranstehend besprochenen Fällen. Dies tritt dann auf, wenn der hinter der Spritzwand und unter dem Armaturenbrett befindliche Raum für die Aufnahme der Beine und Beckenregion des nach vorn geschleuderten Fahrers nicht ausreicht. Dieser Raum wird dann eingeengt, wenn entweder die Spritzwand tief in das Fahrzeuginnere imprimiert oder der Sitz gleichzeitig mit dem Fahrer nach vorn geschleudert wird, der nach dem Unfall meist zwischen Lenkung und Sitz eingeklemmt vorgefunden wird. Dies lag bei Fall 19—23 vor, aber auch Fall 13 gehört zu dieser Gruppe, bei dem der nach vorn verschobene Sitz vermutlich verhindert hatte, daß eine komplette Ruptur der Aorta an klassischer Stelle aufgetreten ist.

Bei diesen Fällen entspricht die Biomechanik der thorakalen und intrathorakalen Verletzungen der, wie sie in Kap. I geschildert wurde. Beim Unfall wird der untere Teil des Lenkradkranzes von dem aufprallenden Fahrer ebenfalls nach vorn gebogen, und das hauptsächlichste Trauma gegen die Vorderseite der Brust geschieht über die auf den Fahrer zu gerichtete Kante der Lenkradnabe, der eventuell querstehenden Speichen oder die Bruch- oder Biegungsstelle einer auf ihn gerichteten Speiche. Damit erklärt sich, daß es zu einer tiefen lokalen Impression der vorderen Thoraxwand kommen muß, in deren Tiefe es durch Quetschungen und Zerrungen zu Weichteilverletzungen kommen kann. So dürfte bei Fall 20 das Herz nach links caudal abgedrängt worden sein, wodurch es zu einer Zerrung der Aorta ascendens kam. Diese und möglicherweise gleichzeitige Quetschung dieses Gefäßabschnittes zwischen Sternum und Wirbelsäule kann die Ursache der beschriebenen Aortaruptur sein. Es ist auffallend, daß in den Fällen 21—23 keine sofort tödlichen intrathorakalen Verletzungen eingetreten sind.

Da bei diesen Fällen der Rumpf, mit seinem caudalen Teil vorausgehend, nicht erheblich um die Aufprallstelle an der Lenkung kippt, ist es erklärlich, daß der Kopf weiter nach vorn geschleudert werden kann als bei den Fällen, bei denen die Kippung des Rumpfes diesem entgegenwirkt. Die Folgen der Schleuderung des Kopfes können erfahrungsgemäß besonders dann katastrophal werden, wenn die im Inneren des Fahrzeuges befindliche Lenksäule von dem aufprallenden Körper des Fahrers nach vorn gebogen wird. Es resultieren dann nicht selten schwere Kopf- und Halsverletzungen durch Aufschlag des Gesichtes auf die Windschutzscheibe oder deren Rahmen und vermutlich die nachfolgende Rückwärtsschleuderung des Kopfes.

Die Ruptur der Aorta auf der Höhe des Arcus bei Fall 19 ist schwer zu erklären. Es ist jedoch anzunehmen, daß es durch Aufprall auf die eingeschobene Lenkung zu einer lokalen Kompression der oberen Thoraxpartie gekommen war, die durch Hyperflexion des Arcus zur Ruptur geführt hat.

2. Verletzungen beim Beifahrer (neben dem Fahrer) nach frontalem Aufprall

Fall 25 (694/66): 16jähriger Jüngling rechts neben dem Fahrer eines Pkws (Opel Kadett) (Geschwindigkeit über 90 km/Std.) sitzend, der frontal mit einem entgegenkommenden Lkw (Geschwindigkeit etwa 40 km/Std.) zusammengestoßen war. Vorderteil des Pkw hauptsächlich rechts zusammengepreßt. Windschutzscheibe zertrümmert. Armaturenbrett auf der rechten Seite zurückgebogen. Der Fahrer war aus der sich öffnenden Tür herausgeschleudert worden. Der offenbar sofort tote Beifahrer wurde auf seinem Sitz, der nach vorn geglitten war, vorgefunden. Der Oberkörper mit dem Kopf war über das Armaturenbrett gebeugt, der rechte Arm hing nach vorn aus dem Rahmen der Windschutzscheibe heraus. — Hautabschürfungen und kleine Schnittwunden im Gesicht, besonders am Kinn. Unterkieferfraktur. Keine weiteren kranialen oder intrakranialen Verletzungen.

Hautabschürfungen an der Vorderseite beider Kniegelenke. — Querverlaufende Hautabschürfungen mit subcutanen Blutungen an der Vorderseite der Brust, etwa in Höhe des Proc. xiphoideus. Weitere kleinere Hautabschürfungen etwas oberhalb davon bis zur Höhe der Brustwarzen. Der untere Teil der vorderen Thoraxwand ist deutlich von vorn und caudal her imprimiert worden, mit einer an der Ventralseite klaffenden Querfraktur des Sternums im Bereich und dicht unterhalb der Symphysis sterni. Rippenfrakturen und -infraktionen (Abb. 25). — Haemopericard. Zerfetzung der V. cava inf. und des umgebenden Epi- bzw. Pericard an der Ventralseite und den Seitenpartien. Diese Zerfetzung setzt von ihrer linken Seite kranialwärts in das rechte Atriumseptum im Bereich der Fossa ovalis fort. Fast

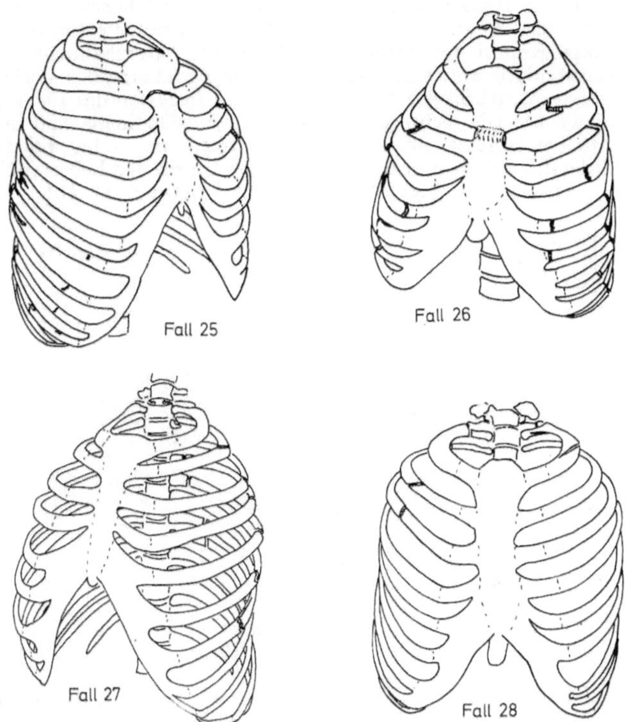

Abb. 25. Fall 25—28: Thoraxverletzungen bei Beifahrern (Vordersitz), frontaler Aufprall

völliger Abriß des M. papillaris ant. in der rechten Herzkammer. Völliger Abriß der Aorta dicht unterhalb des Ansatzes des Lig. arteriosum. Zwischen diesem Abriß und dem Lig. arteriosum einige kleine, querverlaufende Intimarupturen. Zerfetzung der linken Pleura mediastinalis in Höhe des Aortaabrisses. Linksseitiger Haematothorax. Abriß der V. azygos etwa 5 cm unterhalb ihrer Einmündung in die V. cava sup. Ausgedehnte diffuse Parenchymblutungen in den Lungen. Völlige Zerfetzung des rechten Leberlappens. Lig. falciforme unversehrt. Zerfetzung der rechten Nebenniere. Kapsel- und Parenchymrupturen der Facies diaphragmatica der Milz.

Fall 26 (238/66): 63jährige Frau neben dem Fahrer eines Pkws (BMW 501) sitzend, der frontal mit einem entgegenkommenden Pkw zusammengestoßen war. (Geschwindigkeit unbekannt.) Die Frontpartie beider Fahrzeuge eingedrückt. Die

Frau war sofort tot und wurde auf ihrem Sitz angetroffen. Schnittverletzungen an der Stirn. Der 5. Halswirbel ist von vorn her von dem 6. Halswirbel abgerissen. Hautabschürfungen an der Vorderseite und subcutane Haematome an der Außenseite des rechten Kniegelenkes und Oberschenkels. Subcutane Blutungen über der unteren Hälfte der vorderen Thoraxwand. Diese ist von vorn caudal her tief imprimiert und vermutlich gleichzeitig zur Gänze kranialwärts verschoben worden, was sich besonders aus einer Fraktur des Corpus sterni dicht unterhalb der Symphysis sterni erkennen läßt. Während die äußere Corticalis ausgebogen ist, weist oberhalb davon die innere Corticalislamelle eine subperiostale Querfraktur auf und das Periost ist oberhalb davon von der Dorsalseite des Sternums abgelöst. Im Bruchbezirk sind die äußere und innere Corticalis weit voneinander getrennt, so daß klaffende Brüche längs der beiden Außenkanten des Sternums entstanden sind. Die Rippenfrakturen gehen aus Abb. 25 hervor. — Große Zerfetzung des Pericards und anliegender Pleura auf der linken Seite dorsal des N. phrenicus. 7 cm lange Ruptur der Vorderwand der rechten Herzkammer entlang des Sulcus interventricularis ant. verlaufend. Vertikale Zerfetzung des Vorhofseptums links der Fossa ovalis. Abriß der Aorta in Höhe der Insertion des Lig. arteriosum, die herausgerissen ist. Die rechte und linke Pleura mediastinalis sind in der Umgebung des Abrisses zerfetzt. Beidseitiger Haematothorax. — Lig. falciforme von der Oberseite der Leber abgerissen. Tiefgreifender Einriß der Leber von vorn her im Bereich des Ansatzes des Lig. falciforme. Kapselrupturen der Milz.

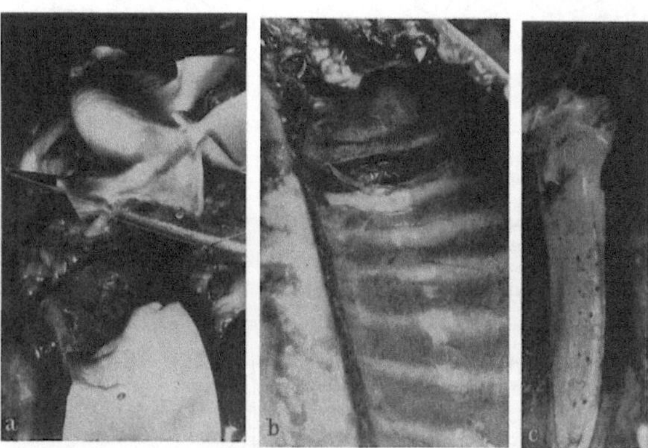

Abb. 26 a—c. a Fall 27: Aortaabriß (Lig. arteriosum freigelegt), b u. c Fall 28: Zerreißung der Intercostalmuskulatur und der Pleura parietalis, Aortaruptur

Fall 27 (369/67): 22jährige Frau auf dem Sitz rechts neben dem Fahrer eines Pkws (Peugeot 404, 1965), der auf einer Landstraße frontal gegen einen Baum geprallt war. Frontpartie des Pkws eingedrückt. Motorhaube nach oben ausgebeult. Windschutzscheibe (gehärtetes Glas) zertrümmert. Lenksäule in das Fahrzeug eingeschoben und kräftig nach vorn gebogen. Unterer Radkranz des Lenkrades nach vorn gebogen. Armaturenbrett auf der rechten Seite aufwärts gebogen. Vordersitze abgerissen. Der Fahrer hat Kopfverletzungen erlitten, überlebte jedoch. — Die Mitfahrerin wurde tot auf ihrem nach vorn geglittenen Sitz angetroffen. — Querverlaufende Schnitt-Platz-Wunde an der Stirn und über der Kinnspitze mit eingedrückten Glassplittern (Windschutzscheibe), ohne kraniale oder intrakraniale Verletzungen. Abriß des Körpers des 7. Halswirbels von ventral her vom 1. Brustwirbel mit Abbruch des Wirbelbogens des 1. Brustwirbels und des Proc. spin. des 7. Halswirbels. Platzwunden an der Vorderseite beider Kniegelenke mit Fraktur des linken Femurschaftes. — Subcutanes querverlaufendes Haematom über der unteren Hälfte der vorderen Brustwand, hauptsächlich auf der linken Seite. Hautabschürfungen an der Vorderseite des rechten Schultergelenkes. Kleine Hautabschürfungen (Glassplitter) über dem Manubrium sterni. Die Rippenfrakturen (vgl. Abb. 25) zwischen vorderer und mittlerer linker Axillarlinie klaffen an der Außenseite, die in der hinteren Thoraxwand an der Innenseite. Zerfetzung der Gelenkkapsel des Köpfchengelenkes der 1. linken Rippe. Die Fraktur des Collums der 2. linken Rippe ist infolge Aufwärtsbiegung des ventralen Rippenanteils entstanden. Quere Infraktion der 2. rechten Rippe an der Außenseite in der mittleren Axillarlinie. Zerfetzung der Pleura parietalis und der Intercostalmuskulatur im 5. linken Intercostalraum in der Seitenpartie des Thorax. — Zerfetzung der Pleura mediastinalis dorsal und caudal der linken Lungenwurzel. Querer Abriß der Aorta descendens dicht unterhalb des Lig. arteriosum. In der Tiefe des Abrisses liegt die isolierte V. thoracica longit. acc. Zerfetzung der Pleura mediastinalis dorsal der rechten Lungenwurzel. Parenchymblutungen in der linken Lunge, hauptsächlich im Oberlappen. Kleine Zerfetzungen an der Dorsalseite des linken Lungenoberlappens infolge einspießender Rippenfragmente. Kleine Zerfetzung der Leber an deren vorderer Kante links vom Lig. falciforme.

Fall 28 (579/66): 22jährige Frau, die sich auf dem Sitz neben dem Fahrer eines Opel Rekord 1958 (Geschwindigkeit unbekannt, Bremsspur etwa 15 m) befand, der mit einem ins Schleudern geratenen, entgegenkommenden Kleinbus (Geschwindigkeit unbekannt) frontal zusammengestoßen war. Front des Pkws eingedrückt. Motorhaube nach oben ausgebeult, offen. Lenksäule nach vorn gebogen. Lenkrad offenbar in die Windschutzscheibe hineingeschlagen. Windschutzscheibe zertrümmert. Der Fahrer erlitt Prellungsverletzungen im Gesicht. Ein auf den Hintersitzen befindliches Kleinkind wurde aus der sich öffnenden Tür geschleudert und erhielt Kopfverletzungen. Die Frau wurde auf ihrem Sitz vorgefunden und verstarb kurz danach. — Kleine Hautabschürfungen und Schnittverletzungen im Gesicht (Windschutzscheibe). Abriß fast sämtlicher Brückenvenen an der Mantelkante beider Großhirnhemisphären mit geringgradigem subduralen Haematom. Abriß des 6. vom 7. Halswirbel von vorn her mit Abbruch des linken Teils des Wirbelbogens mit dem linken Proc. transv. und dem Proc. spin. des 7. Halswirbels, Abriß des Rückenmarks und der umgebenden Häute. Völlige Zerfetzung der Ligamenta an der Ventralseite des Frakturbezirkes. Infraktion an der linken Seite des Proc. spin. des 1. Brustwirbels infolge einer Biegung des Fortsatzes nach links und caudal. Platzwunde und Hautabschürfung am linken Knie mit Fraktur des linken Femurschaftes. Hautabschürfung an der Innenseite des rechten Kniegelenkes. Subcutanes Haematom (8×8 cm) über dem unteren Teil des Corpus sterni links der Mittellinie. Der Thorax ist sehr elastisch. Im Bereich der unteren Thoraxhälfte, wo die Gewalteinwirkung stattgefunden hat, findet sich nur eine Vertikalfraktur der 8. linken Rippe mit Zerfetzung des Periosts an der Außenseite, etwa in der mittleren Axillarlinie. Übrige Rippenfrakturen siehe Abb. 25. Querfraktur des Collums der 1. rechten Rippe in der Nähe des Tuberculums. Zerfetzung der Gelenkkapsel des Köpfchengelenkes der 1. linken Rippe. Transversale Fissur an der Ventralsseite des Collums des 1. linken Rippe. Abbruch eines lateralen Teils des linken Proc. transv. des 1. Brustwirbels. Die Weichteilverletzungen in der Umgebung der Läsionen der beiden ersten Rippen lassen zu, daß deren ventralen Teile leicht kranialwärts bewegt werden können, während die caudalwärts gerichtete Bewegung verhindert wird. Zerfetzung der Gelenkkapsel des linken Sternoclaviculargelenkes an der Ventralseite. Zerfetzung der Pleura und der Mm. intercost. im 2. linken Intercostalraum in der dorsalen und lateralen Thoraxpartie. — Große Zerfetzung der Pleura mediastinalis zu beiden Seiten dorsal der Lungenwurzeln ventral der Aorta zwischen Pleurakuppeln und Diaphragma. Subepi- und pericardale Blutungen an der Ventralseite der V. cava inf. 1 cm lange, querverlaufende Ruptur sämtlicher Wandschichten der Aorta dicht unterhalb des Ansatzes des Lig. arteriosum. Multiple Intimarupturen und -ablederungen der Aorta descendens bis hinab zum Diaphragma. Parenchymblutungen an der Dorsalseite der linken Lunge. Multiple Kapselrupturen an der Unterseite der Milz.

Fall 29 (359/67): 43jähriger Mann, der rechts neben dem Fahrer des unter Fall 24 beschriebenen Pkws gesessen hatte. Sofort tot. Tiefgreifende Schnittverletzungen und Platzwunden unterhalb der Kinnspitze. Abriß des Os occipitale vom Atlas und des Pons von der Medulla oblongata mit Zerfetzung der A. basilaris. Hautabschürfungen an der Ventralseite beider Unterschenkel und der rechten Seite des Oberschenkels. — Subcutane Blutung vor dem Proc. xiphoideus des Sternums. Die vordere Thoraxwand ist deutlich durch eine Gewalteinwirkung gegen diese Stelle tief imprimiert worden. An der Außenseite der rechts der Knorpel-Knochen-Grenze gelegenen Frakturen der 5. bis 8. rechten Rippen ist das Periost zerfetzt, an der Innenseite rechts der Frakturen vom Knochen abgelöst. An der Ventralseite gering klaffende Querfraktur des Sternums in Höhe der 3. Rippen. Die übrigen Rippenfrakturen und Infraktionen ergeben sich aus Abb. 27. — 9 cm lange Zerfetzung der Vorderwand des rechten Ventrikels im Sulcus interventricul., die in ihrer Lage sehr gut der durch den N. phrenicus verstärkten vorderen Kante einer großen linksseitigen Zerfetzung von Pericard und anliegender Pleura entsprechen kann. Subepicardiale Blutung ventral der V. cava inf. Zerfetzung von Endocard und anliegendem Myocard links der Fossa ovalis im rechten Atrium. Rechts davon und parallel mit dem Ansatz der Valv. tricusp. an der Ventralseite des rechten Atriums verlaufende Endo- und Myocardzerfetzung. Zerfetzung der Papillarmuskeln und Muskeltrabekel an der Ventralseite des rechten Ventrikels. Zerfetzung von Endo-

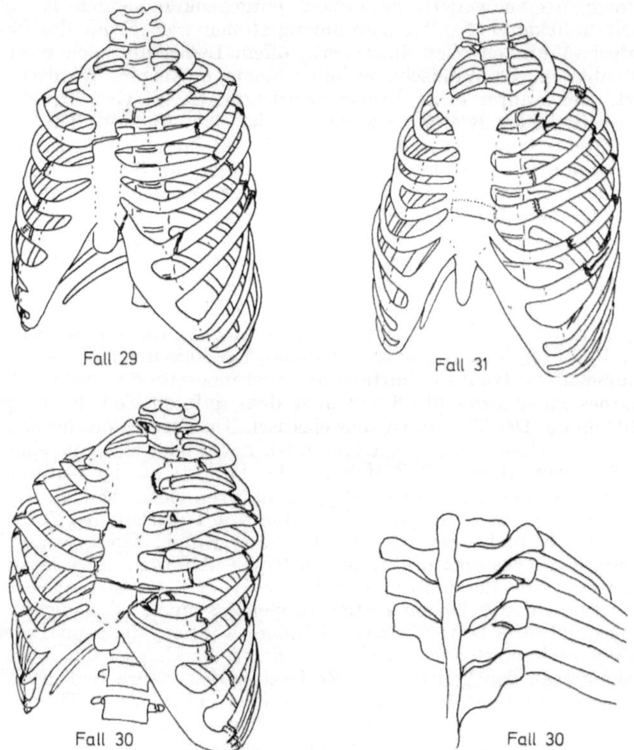

Abb. 27. Fall 29, 31, 30: Thoraxverletzungen bei Beifahrern (Vordersitz), frontaler Aufprall

und Myocard in einem etwa 1×1 cm großen Bezirk im linken Ventrikel im Bereich des Kammerseptums dicht unterhalb der Aortaklappen. Zahlreiche, meist querverlaufende Intimarupturen der Aorta desc. zwischen Lig. arteriosum und Diaphragma. Multiple, teilweise zentrale Rupturen des rechten Leberlappens.

Fall 30 (48/66): 49jähriger Passagier auf dem rechten Vordersitz eines Pkws (Ford Zodiac 1964), der frontal mit einem entgegenkommenden Lkw zusammengestoßen ist. Frontpartie besonders auf der rechten Seite eingedrückt. Windschutzscheibe zertrümmert. Motorhaube direkt vor der Windschutzscheibe vor dem Sitz des Passagiers kräftig aufwärts gebogen. Nach einer hier befindlichen Blutbesudlung zu urteilen, ist der Verunglückte mit dem Kopf hiergegen geprallt. Der Mann wurde mit der Brustpartie zwischen Rücklehne des nach vorn geglittenen Sitzes und dem kräftig nach hinten verschobenen, gepolsterten Armaturenbrett eingeklemmt vorgefunden. Platzwunde an der Vorderseite des Kinns und der Oberlippe mit Ober- und Unterkieferfrakturen. Typische dashboard-Verletzung (Typ 2) des Beckens mit Vertikalfrakturen des oberen und unteren Rahmens des rechten Foramen obturatorium und des rechten Os ilium. Rechtsseitiger Unterschenkelbruch. — Hautabschürfungen und subcutane Haematome über der Mitte des Sternums, das hier hauptsächlich auf seiner rechten Seite in den Brustkorb eingebogen worden ist, mit zwei an der Innenseite und rechten Seite klaffenden queren Infraktionen zwischen den 2. und 3. Rippen bzw. 4. und 5. Rippen sowie Abbrüchen der 3. und 4. rechten und 5. und 6. linken Rippen vom Sternum. An der Vorderseite klaffende, vertikale Fraktur des Manubrium sterni um den Ansatz der 1. linken Rippe herum, offensichtlich infolge einer Einbiegung der rechten Seite des Sternums. Die übrigen Rippenfrakturen gehen aus Abb. 27 hervor. Transversal verlaufende Infraktionen des rechten Proc. transv. der 2. und 3. Brustwirbel als Folge einer Abwärtsbiegung der ventralen Abschnitte der zugehörigen Rippen und des gleichzeitig dorsalwärts gerichteten Drukkes (Abb. 27). Auf die gleiche Mechanik sind vertikale Infraktionen des caudalen Teils des Capitulums der 2., 6. und 7. rechten sowie der 6. linken Rippen zurückzuführen. Das Collum beider 1. Rippen zeigt transversale Frakturen, die, nach der Stellung der Bruchflächen zu urteilen, vermutlich durch Abwärtsbiegung und gleichzeitige Verschiebung der ventralen Rippenabschnitte nach links hervorgerufen worden sind. Multiple Frakturen (sämtliche mit dem Charakter von Rißfrakturen) des Körpers des 10. Brustwirbels mit einer völligen Zerfetzung der ventralen Ligamenta. Abbruch des Proc. spin. mit angrenzenden Teilen des Wirbelbogens des 9. Brustwirbels und vertikale Fraktur des Collums der 10. linken Rippe. Vertikale Rißfrakturen des 9. Brustwirbelkörpers dicht ventral der Wurzeln des Wirbelbogens. Pleura parietalis und Mm. intercostales int. in einem 18 cm langen Bezirk im 6. rechten Intercostalraum in der Seitenpartie des Brustkorbes zerfetzt. — Diaphragmazerfetzung ventral auf der rechten Seite. Lig. falciforme vollkommen von der sonst unverletzten Leber abgerissen. Rechte Pleura mediastinalis dorsal und caudal des Lungenhilus zerfetzt. V. azygos etwa 4 cm von ihrer Mündung entfernt quer zerrissen. — Große Zerfetzung des Pericards und der anliegenden Pleura auf der rechten Seite dicht oberhalb des Diaphragmas. 8 cm lange vertikale Zerfetzung der Vorderwand des rechten Ventrikels des Herzens entlang des Sulcus interventricularis ant. mit Abriß des M. papillaris ant. und Einrissen der umgebenden Trabiculae, aber auch des

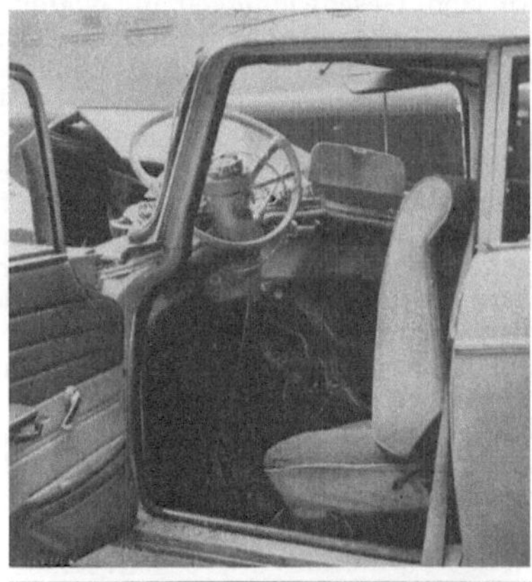

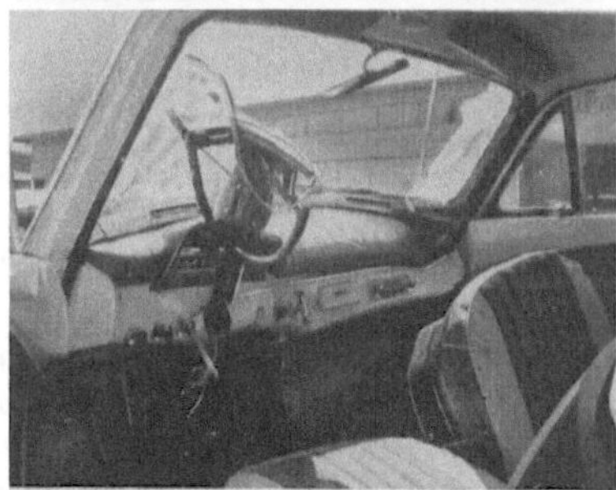

Abb. 28. Fall 27, 31: Bei Fall 27 ist das Armaturenbrett nach oben (Aortaruptur an der klassischen Stelle) und bei Fall 31 nach unten gebogen worden. Sitz nach vorn verschoben. (Sagittale Kompression der Brust. Keine sofort tödlichen intrathorakalen Verletzungen)

M. papillaris septalis. Eine weitere kleine vertikale Zerfetzung in der Vorderwand des rechten Vorhofes dicht oberhalb des Ansatzes der Cuspis ant. der Valv. tricusp. An der Ventralseite der V. cava inf. quere Epicardzerfetzungen. Pericardzerreißungen ventral des Durchtrittes der linken Äste der V. pulmonalis. — Zwischen dem Abgang der A. subclavia sin. und dem Diaphragma zahlreiche querverlaufende Intimarupturen und Intimaablederungen der Aorta descendens. Rechtsseitiger Haematothorax. Im Lungenparenchym makroskopisch keine Zerfetzungen zu erkennen, wohl aber sind sämtliche Lungenlappen diffus von Blutungen durchsetzt.

Fall 31 (534/66): 29jähriger Mann rechts neben dem Fahrer eines Pkws (Volvo Amazon, Geschwindigkeit unbekannt), der auf den Hinterteil eines langsam fahrenden Lkws aufgefahren ist. Gesamte Frontpartie des Pkws eingedrückt. Motorhaube nach oben ausgebeult. Lenksäule in das Fahrzeuginnere eingeschoben und nach vorn gebogen. Windschutzscheibe (Verbundglas) vermutlich vom Lenkrad zertrümmert. Oberfläche des Armaturenbrettes auf der rechten Seite nach abwärts gebogen. Fahrer und Mitfahrer wurden zwischen Rücklehne der nach vorn geglittenen Sitze und dem Armaturenbrett eingeklemmt vorgefunden. Der Mitfahrer verstarb während des Transportes ins Krankenhaus. Platzwunde am Kinn mit eingesprengten Lackpartikeln (Motorhaube). Kleine Hautabschürfungen an der Stirn. Abriß sämtlicher Brückenvenen an den Mantelkanten beider Großhirnhemisphären mit unbedeutender subduraler Blutung und subarachnoidalen Blutungen in der Umgebung der abgerissenen Brückenvenen. Einzelne kleine Rindenblutungen der Windungskuppen im Bereich der Mantelkanten des Cerebrums. Kleine Blutungen im Mark der Temporallappen. Tiefgreifende Schnittverletzungen an der Vorderseite des Halses dicht unterhalb des Unterkiefers mit Durchtrennung des oberen Teils des Kehlkopfes. In der Tiefe der Schnittwunde einzelne Glassplitter (Windschutzscheibe). Hautabschürfungen und subcutanes Haematom an der Vorderseite des rechten Kniegelenkes und des linken Unterschenkels. Abriß des 2. Halswirbels von ventral her vom 3. Halswirbel. Die Ligamenta und die Dura sind an der Ventralseite zerrissen, an der Dorsalseite erhalten. Hautabschürfungen an der Vorderseite beider Kniegelenke. — Unterhalb der linken Brustwarze Abplattung der Brust. Kleine Hautabschürfung über dem unteren Teil des Sternums. An der Dorsalseite klaffende Querfraktur des Sternums zwischen 4. und 5. Rippen mit partieller Zerfetzung des Periostes. Rippenfrakturen (Abb. 27). Abbrüche des Capitulums beider 1. Rippen. Aus der Zerfetzung des Periosts läßt sich erkennen, daß der vordere Umfang dieser Rippen nach abwärts gepreßt worden ist. Hierfür spricht auch eine quere Infraktion des linken Proc. transv. des 1. Brustwirbels. Vertikale Fissuren an der Ventralseite des Collums der 4. und 5. linken Rippen mit Zerfetzung des Periostes. — Kleine subepi- und -pericardiale Blutungen an der Vorderseite der V. cava inf. Zerfetzung der Pleura visceralis im Spalt zwischen oberem und unterem linken Lungenlappen. Kleine subendocardiale Blutungen an der Vorderseite des rechten Atriums. — Kleine Kapselruptur der Milz an der Facies diaphragmatica.

Kommentar

In ähnlicher Weise wie der Fahrer ist der neben ihm befindliche Beifahrer bei frontalen Zusammenstößen einer Schleuderung nach vorn unterworfen. Er prallt dabei mit der Vorderseite der Brust gegen das Armaturenbrett, das sich im allgemeinen dicht hinter der Windschutzscheibe befindet. Wenn genau wie beim Fahrer die Kniegelenke unter dem Armaturenbrett nach vorn gepreßt werden oder die Oberschenkel oder das Becken nach dem Aufprall der Kniegelenke gegenüber der Bewegung des caudalen, schwereren Teiles des Rumpfes nachgeben, wird dieser weit unter und vor das Armaturenbrett geschleudert, während der oberhalb der Anprallstelle der Brust befindliche leichtere Körperteil von der Windschutzscheibe oder deren oberen oder seitlichen Rahmen häufig aufgehalten wird und zurückprallt.

Die Halterung des Armaturenbrettes ist mitunter so konstruiert, daß es beim Aufprall des Beifahrers leicht nach oben gehebelt werden kann. Dies erleichtert die Bewegung der Kniegelenke weit nach vorn. Bei den Beifahrern findet man häufiger als bei den Fahrern, die von der Lenkung von der Windschutzscheibe zurückgehalten werden, schwere Kopf- und Halswirbelsäulenverletzungen mit charakteristischen querverlaufenden Platzwunden an der Stirn (mit davon ausgehenden parietalwärts verlaufenden Skalpierungsverletzungen), an der Kinnspitze, Impressionsfrakturen des Os frontale und Unterkieferfrakturen. Aber auch Ringfrakturen der Schädelbasis (Traktionsfrakturen) oder Rupturen der Vv. cerebri sup. und Abrisse der Halswirbel voneinander von ventral her kommen häufig vor, letztere vermutlich infolge der dem Aufprall nachfolgenden Rückwärtsschleuderung des Kopfes. Besteht die Windschutzscheibe aus dem heute gebräuchlichen Verbundglas, ergibt sich, besonders wenn dies durch hineinschlagende Karosserieteile kurz zuvor zertrümmert wurde, die Gefahr schwerer Schnittverletzungen des Halses (Fall 29, 31).

Wenn bei dem Aufprall des Rumpfes auf das Armaturenbrett die oberhalb der Aufschlagstelle befindlichen Körperpartien genauso weit nach vorn geschleudert werden wie die unterhalb davon befindlichen, handelt es sich bei den Brustverletzungen um die Folgen einer sagittalen Kompression des Thorax (Fall 30, 31). Wird dagegen die caudale Körperpartie weiter nach vorn geschleudert, ist die über das Armaturenbrett auf die Brust einwirkende Gewalt kranial-dorsal gerichtet.

Letzteres liegt vermutlich bei den Fällen 25 bis 29 vor. Die hier beobachteten Thoraxverletzungen unterscheiden sich insofern von den entsprechenden bei den Fahrern, als bei diesen die Impression der vorderen Thoraxwand im allgemeinen nur durch die kleine Lenkradnabe geschieht, bei den Beifahrern dagegen in einem quer über die Brust verlaufenden streifenförmigen Bezirk, der dem Armaturenbrett entspricht. Man erkennt das nicht selten schon aus den äußeren Verletzungen der Verunglückten (Hautabschürfungen, subcutane Haematome). Lokale Trümmerfrakturen des Sternums sind damit im allgemeinen nicht zu erwarten, wohl aber — besonders, wenn das Armaturenbrett mit vorspringenden Leisten versehen ist — mitunter quere, an der Innenseite klaffende Frakturen durch lokale Einbiegung. Diese sind deshalb nicht zu bagatellisieren, weil dabei die Aa. thoracicae int. abreißen können und die Bruchenden auch in das Herz eindringen können. Bezüglich eventuell vorliegender Aortarupturen an der klassischen Stelle sind ebenso wie bei den Fahrern durch Ausbiegung entstandene, an der Ventralseite klaffende Querfrakturen des Sternums in der Nähe der Symphysis sterni von diagnostischer Bedeutung (Fall 25, 26, 29). Diese Brüche befinden sich somit kranial von der Einwirkungsstelle des Traumas. Bei den Fällen 27 und 28 sind diese Frakturen vermutlich deshalb ausgeblieben, weil es sich um jugendliche Personen mit einem elastischen Thorax handelte. Zu beachten sind weiterhin transversale Frakturen einer oder mehrerer der obersten drei Rippenpaare in der vorderen Thoraxwand. Die im Bereich der maximal imprimierten Sternumpartie ansetzenden Rippen zeigen Frakturen, die meist bedeutend weiter lateral als bei den entsprechenden Fällen von verunglückten Fahrern liegen (Fall 25, 26, 29). Sie können bei jugendlichen Brustkörben so gut wie ganz fehlen, wie Fall 28 zeigt. Daß auch bei diesem Fall der caudale

Teil der unteren Thoraxwand wahrscheinlich bis zur Wirbelsäule tief eingebogen worden ist, ergibt sich aus den Verletzungen der Aorta descendens, während die extreme Deformierung der obersten Rippen aus der Zerreißung der Intercostalmuskulatur, aber auch aus den hier nachgewiesenen Frakturen erkennbar ist. Diese sind auf den kranial gerichteten Schub der caudal imprimierten vorderen Thoraxwand zurückzuführen. Dieser Fall zeigt anschaulich, wie wesentlich es ist, daß man bei der Röntgenuntersuchung besonders auch die oberen Rippen nicht vernachlässigt, die also weit von der Einwirkungsstelle des Traumas abgelegen sind. Die bei diesem Falle nachgewiesenen Skeletverletzungen wären ohne Maceration vermutlich dem Nachweis entgangen.

Aus Fall 27 geht hervor, daß das kranio-dorsalwärts gerichtete Trauma gegen den unteren Teil der vorderen Thoraxwand auch zu Frakturen der oberen linken Rippen in der hinteren Thoraxwand Anlaß geben kann. Die kranio-dorsale Impression der vorderen Thoraxwand kann dabei etwas nach rechts geschehen sein.

Infolge der tiefen Einbiegung des unteren Teils der vorderen Thoraxwand von caudal-ventral her dürfte es bei den Fällen 25 bis 28 in gleicher Weise wie bei den in Kapitel III,1 geschilderten Fällen zu Aortarupturen an der klassischen Stelle gekommen sein. Bei Fall 29 haben vermutlich die einwirkenden Gewalten nicht ausgereicht, um eine derartige Ruptur herbeizuführen, wohl aber haben sich Intimarupturen zwischen der Insertion des Lig. arteriosum und Diaphragma eingestellt. Der Fall gleicht Fall 13, bei dem annehmbar ebenfalls der nach vorn geglittene Sitz für das Ausbleiben einer kompletten Aortaruptur verantwortlich war. Bei Fall 27 ist es denkbar, daß eine Kombination der von caudal-ventral und von links auf die vordere Brustwand einwirkenden Gewalt für die Aortaruptur verantwortlich ist (vgl. Kapitel III,3).

Bei den Fällen 30 und 31 dagegen war es zu einer Kompression der vorderen Thoraxwand in sagittaler Richtung gekommen. Dies ist wahrscheinlich auf die Einengung des Raumes unter dem Armaturenbrett durch den nach vorn geglittenen Sitz zurückzuführen, wodurch die Schleuderung der Beckenpartie weit nach vorn verhindert wurde. In beiden Fällen fehlen an der Ventralseite klaffende Querfrakturen in der Umgebung der Symphysis sterni. Es sind aber Frakturen durch die lokale Einbiegung des Sternums vorhanden. In beiden Fällen ist die vordere Thoraxwand — nach dem Ergebnis der Skeletpräparation zu urteilen — bei der Kompression nach caudal abgewichen, was zu Torsionsfrakturen in der dorsalen Thoraxwand geführt hat, so besonders des Collums der 1. Rippen, aber auch von Seitenfortsätzen von Wirbeln (Fall 30). Die Frakturen der obersten drei Rippenpaare im Bereich der ventralen und lateralen Thoraxpartien verlaufen fast quer und nicht in dem Maße transversal wie bei solchen Fällen, bei denen das Trauma kranio-dorsal gerichtet ist. Die Frakturen des 9. und 10. Brustwirbels sind in ähnlicher Weise wie bei Fall 10 die Folge einer ventralwärts gerichteten Ausbiegung des unteren Teils der Brustwirbelsäule. Die bei diesem Fall beobachteten Intimarupturen der Aorta descendens sind sowohl auf die

Thoraxkompression als auch auf die Zerrung im Zusammenhang mit der zur Wirbelverletzung führenden Deformierung der Wirbelsäule hinzuführen.

Der Abriß der V. cava inf. vom Herzen in Fall 25 erklärt sich damit, daß das Herz von der von caudal eingebogenen vorderen Thoraxwand erfaßt und kranialwärts gepreßt worden ist. Die Zerfetzungen der Vorderwand der rechten Herzkammer im Sulcus interventricularis ant. bei Fall 26 und 29 können durch Einschneiden des linken N. phrenicus entstanden sein, während bei Fall 30 die gleiche Verletzung durch Einschneiden der ventralen Kante einer rechtsseitigen Herzbeutelruptur verursacht sein kann, zumal in diesem Falle durch die etwas von links gegen die vordere Thoraxwand einwirkende Gewalt das Herz nach rechts gedrückt worden sein kann. Die übrigen Herzverletzungen sind als die Folgen von Quetschungen zwischen vorderer und hinterer Thoraxwand anzusehen.

Schließlich verdienen Rupturen der V. azygos einer Erwähnung, wie sie bei den Fällen 5, 25, 30 (vgl. Fall 33, 34, 53) vorhanden waren. Es ist schwer zu sagen, ob diese nicht ganz seltene Verletzung die Folge einer axialen Zerrung des Gefäßes oder der Thoraxkompression ist, zumal Roberts, Jackson und Berkas sowie Moffat, Roberts und Berkas bei sagittalen Gewalteinwirkungen gegen die Brust im Tierversuch derartige Verletzungen erzeugen konnten.

3. Verletzungen durch Gewalteinwirkungen von links

Fall 32 (211/67): 46jähriger Fahrer eines Pkws, der von links, etwas von hinten, von einem anderen Pkw angefahren worden war. Linke Seitenpartie tief eingedrückt. Der Fahrer war auf den rechten Vordersitz geschleudert worden, der linke Fuß war zwischen der eingedrückten linken Tür und dem Kardangehäuse eingeklemmt. Sofort tot. — Hautabschürfungen und kleine Schnittwunden auf der linken Seite des Kopfes. Schädelbasisfrakturen von der linken Kopfseite ausgehend. Subcutane Haematome an der Außenseite des linken Oberarms und linken Oberschenkels. Hautabschürfungen und subcutane Haematome am Rücken. Typische Beckenfrakturen durch Gewalteinwirkung von links. Platzwunden mit Decollement in der Umgebung des linken Fußgelenkes. — Linke Seitenpartie der Brust, besonders in ihrem caudalen Teil, von links ventral her eingedrückt. — An der Ventralseite und besonders rechts klaffende Querfraktur des Körpers des 2. Brustwirbels mit Zerfetzung der ventralen Ligamenta. Ventral klaffende, transversal verlaufende Fraktur des Collums der 2. linken Rippe. Die übrigen Rippenfrakturen ergeben sich aus Abb. 29. Die Querfrakturen der 2. bis 8. linken Rippe lateral des Angulus costae sind gesplittert, Periost und teilweise die Pleura zerfetzt. Zertrümmerung des Capitulums der 9. und 10. linken Rippe. Fraktur der linken Clavicula in der Mitte mit zwei abgesprengten Fragmenten an der Dorsal- und Caudalseite. Vertikale Fraktur links an der Innenseite des Corpus sterni zwischen 3. und 7. Rippe mit von links her übereinandergeschobenen Frakturkanten. Schräg von rechts kranial nach links caudal verlaufende Infraktion an der Vorderseite des Corpus sterni zwischen 2. und 3. Rippen ohne Periostverletzung, offenbar infolge Einbiegung der linken Seite des kranialen Teils des Manubrium sterni. Etwas gesplitterte, an der Ventralseite klaffende Fraktur des Collums der 1. rechten Rippe nahe dem Tuberculum. An der Innenseite klaffende Frakturen des Collums der 3. bis 5. rechten Rippe. Die Querfrakturen der 2. bis 11. rechten Rippe im Bereich des Angulus costae sind gesplittert mit Zerfetzung des Periostes an der Innenseite und der Pleura parietalis. Quere Infraktion des 12. Brustwirbels an der Ventral- und linken Seite, mit davon ausgehenden kranialwärts verlaufenden Fissuren. Abbruch des Proc. spin. des 7. Halswirbels und des 6. und 7. Brustwirbels. Abbruch bzw. an der Ventralseite klaffende

Infraktionen des rechten Proc. transv., des 3. bis 5. sowie 7. Brustwirbels. An der Ventral- und Caudalseite klaffende Infraktionen des linken Proc. transv., des 2. bis 4., 6. und 7. Brustwirbels, sämtlich infolge des dorsalwärts gerichteten, über das Tuberculum costae vermittelten Druckes unter gleichzeitiger Rückwärtsbiegung der unteren Collumkante (Torsion). — Zerfetzung der Pleura parietalis und der Intercostalmuskulatur im 5. rechten Intercostalraum im Bereich der Seitenpartie des Thorax. — Zerfetzung der linken Pleura mediastinalis hinter dem Lungenhilus (ventral der Aorta) bis herab zum Diaphragma. N. vagus unversehrt. Abriß der Aorta dicht unterhalb der Insertion des Lig. arteriosum. Oberhalb davon einige querverlaufende Intimarupturen. In der Tiefe des Abrisses liegt lose die unversehrte linke V. thoracica longit. acc. Kranial des Abrisses ist der Ausgang des Arcus aortae von links her von der Wirbelsäule abgelöst, die Pleura ist dorsal hiervon auf der linken Seite der Wirbelsäule zerfetzt. In gleicher Höhe ist auch der Ösophagus von links her von seiner dorsalen Befestigung abgerissen worden. Zwei quere Rupturen der linken V. jugularis nahe ihrer Einmüdung in die V. brachioceph. sin. Der gesamte Herzbeutel mit dem Herzen ist dem vom Trauma nach rechts gedrückten Sternum gefolgt, und das lockere mediastinale Bindegewebe zwischen Ventralseite des Ösophagus, bzw. Aorta und Dorsalseite des Herzbeutels ist dicht oberhalb des Diaphragmas in einem kleinen Bereich zerrissen. Rechte Pleura mediastinalis dorsal des Herzbeutels dicht oberhalb des Diaphragmas zerrissen. Es besteht somit eine direkte Verbindung zwischen den beiden Pleurahöhlen. Kleine dorsale Diaphragmaruptur rechts des Herzbeutels. Subepicardiale Blutung an der Ventralseite der V. cava inf. Zwei vertikale Rupturen des Endocards und Myocards links der Fossa ovalis im rechten Atrium. — Zahlreiche kleine Zerfetzungen der Pleura visceralis und des Lungenparenchyms an der Dorsalseite beider Lungenlappen infolge einspießender Rippenfragmente. Mehrere sagittal verlaufende Zerfetzungen des linken Leberlappens, davon eine dicht links des Ansatzes des abgerissenen Lig. falciforme. Milz unversehrt.

Fall 33 (848/66): 56jähriger Fahrer eines Pkws, der auf einer Landstraße bei Eisglätte ins Schleudern gekommen und mit einem von vorn links entgegenkommenden Pkw zusammengestoßen war. Linker Kotflügel und linke Vordertür von vorn seitlich eingedrückt. Windschutzscheibe zertrümmert. Lenkung unversehrt. Der Fahrer wurde auf seinem Platz vorgefunden und war bei Ankunft im nahegelegenen Krankenhaus tot. Platzwunde der Kopfschwarte auf der linken Seite. Hautabschürfungen und kleine Schnittwunden auf der linken Gesichtsseite. Subcutane Haematome am linken Unterarm. — Die linke Seitenpartie des Brustkorbes ist durch die Gewalteinwirkung von links eingedrückt worden. Rippenfrakturen siehe Abb. 29. In der Umgebung der Querfrakturen des Rippenknorpels der 3. bis 8. linken Rippe ist das Perichondrium an der Außenseite zerfetzt und an der Innenseite medial der Frakturen etwa 1 cm vom Rippenknorpel abgelöst. Die annähernd transversal verlaufenden Frakturen des Collums der 1. und 2. linken Rippe sind deutlich durch Aufwärtsbiegung und Einbiegung der ventralen Rippenabschnitte entstanden, und die von ventral links nach dorsal rechts verlaufenden Frakturen des Collums der 1. und 2. rechten Rippe infolge Ausbiegung der ventralen Rippenanteile. — Zerfetzung der Pleura parietalis und der Mm. intercostales int. im 2., 3. und 4. linken Intercostalraum dorsal und in der Seitenpartie des Thorax. Große Zerfetzung des Pericards und der anliegenden Pleura auf der linken Seite. Kleine Pericard- und Pleurazerfetzung auf der rechten Seite ventral des Lungenhilus. Diaphragma- und Pericardzerfetzung links des Lig. falciforme. Epicardzerfetzung an der Ventralseite der V. cava inf. Kleine Pericardzerfetzung ventral des Durchtrittes des Ramus sin. der V. pulm. Abriß der V. azygos in Höhe des linken Hauptbronchus, ohne Verletzung der angrenzenden Pleura mediastinalis. Vollständiger querer Abriß der Aorta descendens dicht unterhalb des Lig. arteriosum mit Zerfetzung der anliegenden linken Pleura mediastinalis. In der Tiefe des Abrisses liegt die isolierte linke V. thoracica longit. acc. Linksseitiger Haematothorax. Große Zerfetzung des Diaphragmas dorsal auf der linken Seite. Subcapsuläre Blutungen der Leber links der Lig. falciforme. Kapselriß der Leber rechts des Lig. falciforme.

Fall 34 (38/66): 22jährige Fahrerin eines Pkws, der von links von einem anderen Pkw (Geschwindigkeit etwa 70 km/Std.) angefahren worden war. Linke Seitenpartie des Fahrzeuges direkt neben der Fahrerin tief eingedrückt. Sie wurde nicht aus dem Fahrzeug herausgeschleudert und verschied kurze Zeit nach dem Unfall. Schnittwunden (Glassplitter) auf der linken Seite des Gesichtes. Haematom in der Umgebung des linken Trochanter major. Fraktur in der Mitte des Schaftes des linken Humerus. — Subcutanes Haematom in der linken Seitenpartie der Brust in Höhe der Brustmitte. Die linke Seitenpartie des Brustkorbes ist mit einem Zentrum etwa in Höhe der 5. bis 7. Rippe abgeplattet worden. Gesplitterte Frakturen und Infraktionen des Collums der 1. bis 3. sowie 8., 9. und 11. linken Rippe, deutlich durch Ein- und Aufwärtsbiegung der in der Seitenpartie des Thorax gelegenen Rippenabschnitte (Abb. 29). Kleine transversal verlaufende Fissuren an der kranialen Kante des linken Proc. transv. des 6. und 7. Brustwirbels. Vertikale Infraktionen (von kranial her) des rechten Proc. transv. der 7. bis 9. Brustwirbel durch den dorsal- und kranialwärts gerichteten Druck der zugehörigen rechten Rippen.

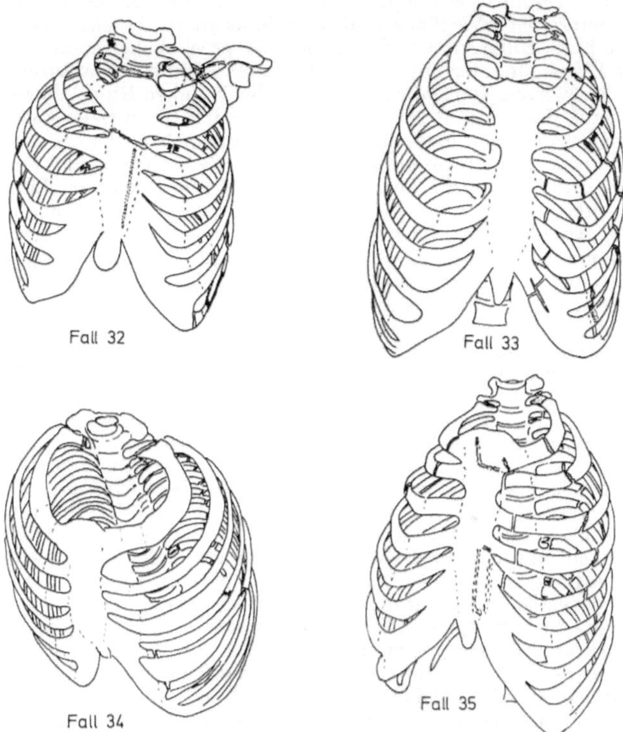

Abb. 29. Fall 32—35: Thoraxverletzungen bei Insassen von Kraftfahrzeugen. Gewalteinwirkung von links

Zerfetzung der Pleura parietalis und der Mm. intercostales int. in einem 13 cm langen Bezirk in der linken Seitenpartie des Thorax im 3. Intercostalraum. — Das Mediastinum ist, der Bewegung des Sternums folgend, besonders in seinem caudalen Teil nach rechts gedrängt worden: Abriß des unversehrten Pericards von links her in einem mehrere Zentimeter breiten Bezirk vom Diaphragma mit Zerfetzung der Pleura. Der N. phrenicus, der durch den Verletzungsbezirk verläuft, ist unversehrt. Kleine Epicardrupturen an der Vorder- und linken Seite der V. cava inf. Kleine vertikale Endo- und Myocardrupturen links der Fossa ovalis im rechten Atrium des Herzens. Zerfetzung der linken Pleura mediastinalis zwischen Abgang der linken A. subclavia und dem Diaphragma hinter der linken Lungenwurzel verlaufend. Zerfetzung der rechten Pleura mediastinalis dorsal der rechten Lungenwurzel. Querer Abriß der Aorta dicht unterhalb des Lig. arteriosum. Kleine querverlaufende Intimarupturen der Aorta descendens bis herab zum Diaphragma. Linksseitiger Haematothorax. Kleine Querruptur der V. azygos etwa 4 cm vor ihrer Mündung in die V. cava sup. Diaphragmaruptur dorsal auf der linken Seite. Streifenförmige vertikale Blutung im Lungenparenchym an der Dorsalseite des rechten Lungenunterlappens. Multiple Kapselrupturen der Milz. Multiple Kapsel- und Parenchymrupturen an der Ober- und Unterseite des rechten Leberlappens.

Fall 35 (865/66): 86 jähriger Fahrer eines Pkws, der von links von einem Lkw (registrierte Geschwindigkeit 50 km/Std.) angefahren wurde. Der Pkw wurde links neben dem Fahrer getroffen und tief eingedrückt. Platzwunden und Schnittverletzungen auf der linken Gesichtsseite. Keine Schädel- oder Gehirnverletzungen. Subcutane Haematome an der Außenseite des linken Oberarmes und besonders des linken Schultergelenkes. Typische Beckenfrakturen durch Gewalteinwirkung gegen die linke Hüfte. Die linke Seitenpartie des Thorax ist in ihrem oberen ventralen Teil deutlich imprimiert. Vertikale Frakturen links an der Innenseite des Sternums in Höhe der 4. bis 8. Rippen mit seitlich ineinander geschobenen kleinen Fragmenten infolge einer Einbiegung der linken Sternumkante. Ähnliche Frakturen an der Innenseite des Manubrium sterni um den Ansatz der 1. linken Rippe, ebenfalls infolge einer Einbiegung der linken Sternumkante. Rippenfrakturen siehe Abb. 29. Zerfetzung der Gelenkkapsel an der Ventralseite des Köpfenchengelenkes der 7. rechten Rippe. Splitterfraktur der rechten Clacivula. — Große Zerfetzung des Pericards und der anliegenden Pleura auf der linken Seite ventral und caudal der Lungenwurzel, die ebenso wie eine Zerfetzung der Vorderwand der rechten Herzkammer etwa im Sulcus interventricularis ant. vermutlich durch Einspießen der frakturierten 3. und 4. linken Rippen hervorgerufen worden sind. Abriß der Aorta descendens dicht unterhalb des Lig. arteriosum mit sehr unregelmäßigen Kanten. Zerfetzung der linken anliegenden Pleura mediastinalis. Bewegungsversuche zeigen, daß die Bruchenden der 2. linken Rippe die Gegend der Aortaruptur erreichen können. Unterhalb dieses Abrisses einige quere Intimarupturen. Quere Intimaruptur der linken A. subclavia in Höhe der 1. linken Rippe.

Fall 36 (720/66): 18jähriges Mädchen, das sich links auf dem Hintersitz eines Pkws befunden hatte, der mit hoher Geschwindigkeit auf einer Landstraße ins Schleudern geraten und mit der linken Seite gegen einen Baum geprallt war. Das Fahrzeug wurde hinter den Vordertüren auseinandergerissen und das Mädchen auf einen Acker geschleudert. 2 Std. später tot. — Hautabschürfungen auf der linken Gesichtsseite. Abriß des linken Condylus occipitalis. Ponsblutungen. Hautabschürfungen und subcutanes Decollement an der Außenseite des linken Oberschenkels. Typische Beckenfraktur durch Gewalteinwirkung von links gegen die linke Hüfte mit vertikalen Frakturen durch den oberen und unteren Rahmen des linken Foramen obt. und vertikale Fraktur der linken Seitenfortsätze der oberen Kreuzbeinwirbel. — Hautabschürfungen an der Rückseite des linken Schultergelenkes. Ausgedehnte subcutane Haematome an der Außenseite und Rückseite des linken Oberarmes. Fraktur des linken Schulterblattes von der Tiefe der Incisura scapulae in Richtung auf den Angulus caudalis zu verlaufend und einige Zentimeter oberhalb desselben endend. Der lateral dieser Fraktur gelegene Teil des Schulterblattes ist deutlich von links hinten her eingebogen worden. Offenbar durch die gleiche Gewalteinwirkung ist der obere Teil der linken Seitenpartie des Thorax eingedrückt worden: Die Rippenfrakturen sind aus Abb. 30 ersichtlich. Wahrscheinlich durch den linken Oberarm übertragen, hat eine weitere Gewalteinwirkung von links her gegen den caudalen Teil der linken Seitenpartie des Thorax stattgefunden, was die hier befindlichen Rippenfrakturen erklärt. Brustkorb, dem Alter der Verletzten entsprechend, sehr elastisch. Die Facies diaphragmatica des Herzbeutels ist von links her mehrere Zentimeter vom Diaphragma abgelöst. N. phrenicus unversehrt. Dorsal der linken Lungenwurzel und des Lig. pulm. ist die Pleura mediastinalis bis hinab zum Diaphragma zerfetzt. Infolge davon kann der mittlere und untere Teil des Mediastinums sehr leicht nach rechts verlagert werden, wobei die Lungenwurzeln mitfolgen. Zwei kanalförmige Zerfetzungen an der Außenseite des linken Lungenoberlappens durch einspießende Rippenfragmente mit Blutaspiration in die übrigen Lungenteile. Linksseitiger Haematothorax (800 ml). Direkt unterhalb des Lig. arteriosum eine querverlaufende 1,5 cm lange Ruptur sämtlicher Wandschichten der Aorta descendens. Umgebende mediastinale Blutung ohne Durchbruch in die Pleura. — Multiple Kapsel- und Parenchymrupturen an der Unterseite der Milz. Querverlaufende Zerfetzung des linken Leberlappens dicht vor dem Übergang der Leberkapsel in den Peritonealüberzug des Diaphragmas. Blutungen im linken Nierenlager.

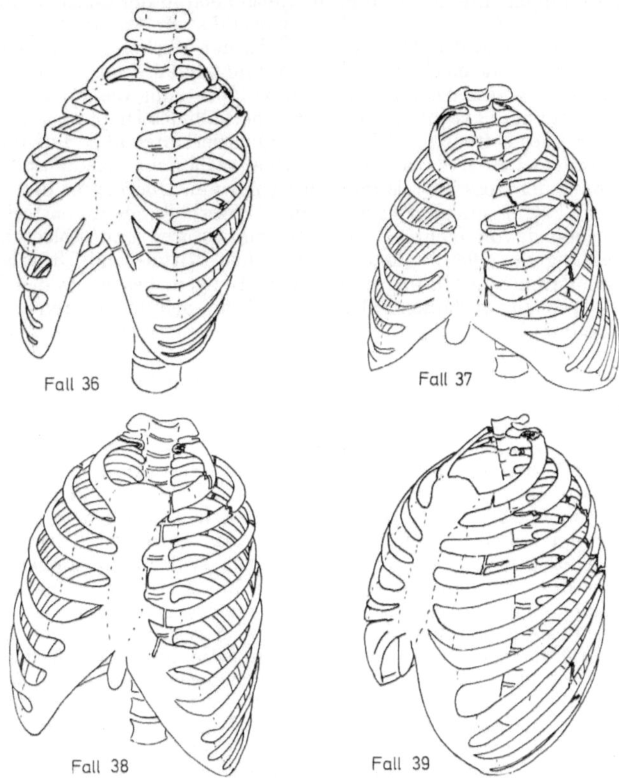

Abb. 30. Fall 36—39: Thoraxverletzungen bei Insassen von Kraftfahrzeugen. Gewalteinwirkung von links

Fall 37 (270/66): 46jähriger Mann, rechts neben dem Fahrer eines Pkws sitzend (Geschwindigkeit unbekannt), der ins Schleudern geraten und von einem entgegenkommenden Pkw (Geschwindigkeit etwa 40 km/Std.) von vorn links an der linken Seite in Höhe der Motorpartie und der vorderen Seitentür gerammt worden war. Linke Seitenpartie des Fahrzeuges von links her bis in die Mitte des Fahrzeuges tief eingedrückt. — Das Armaturenbrett war von links her nach hinten verbogen. Fahrer sofort tot (nicht seziert). Der Mitfahrer war aus der sich öffnenden rechten Tür gefallen und lag direkt neben dem Fahrzeug. Er war sofort tot. — Kopf unverletzt. Zerfetzung des subcutanen Fettgewebes in der Umgebung des linken Trochanter major. Typische Beckenfrakturen als Folge einer Gewalteinwirkung gegen die Beckenregion von links her. — Subcutanes Haematom in der Umgebung des linken Rippenbogens zwischen Mamillarlinie und vorderer Axillarlinie. Bewegungsversuche am Thorax zeigen, daß die linke untere Partie der vorderen Thoraxwand imprimiert und offenbar die gesamte vordere Thoraxwand nach oben und nach rechts gepreßt worden ist. Die dabei entstandenen Rippenfrakturen ergeben sich aus Abb. 30. An Frakturen und Infraktionen des Collum costae der 5. und 7. bis 10. rechten Rippen sieht man deutlich, daß die lateral davon gelegenen Teile der

Rippen um eine entgegen dem Uhrzeigersinn verlaufende Achse gedreht worden sind (von rechts gesehen). Transversal verlaufende Fissur an der Oberseite des Collums der 1. linken Rippe, die bei Ein- und gleichzeitiger Aufwärtsbiegung des ventralen Teils der Rippe zum Klaffen gebracht werden kann. Kleine, annähernd querverlaufende Fissur an der linken Seite des Körpers des 9. Brustwirbels. — Ausgedehnte Zerfetzungen der Pleura parietalis und der Mm. intercost. int. im 2., 5., 7., 8. und 10. linken Intercostalraum, hauptsächlich in der dorsalen und Seitenpartie des Thorax. Zerfetzungen der Pleura parietalis am Ansatz des Zwerchfelles in der linken Seitenpartie des Thorax und links der Wirbelsäule. Zerfetzung der linken und rechten Pleura mediastinalis dorsal und caudal des rechten bzw. linken Lungenhilus bis hinab zum Diaphragma. Große Zerfetzung des Pericards und der anliegenden Pleura auf der rechten Seite dicht oberhalb des Diaphragmas. Pericardzerfetzung ventral des Durchtrittes der Aorta. Querverlaufende Zerfetzung des Epicards an der Vorderseite der V. cava inf. Vertikal verlaufende Endo- und Myocardzerfetzungen links der Fossa ovalis im rechten Atrium. Querruptur der Aorta descendens an der Ventral- und linken Seite dicht unterhalb des Lig. arteriosum. Bis zu 2 cm unterhalb davon mehrere quere Intimarupturen und Ablederungen der Intima. Zerfetzung der Pleura visceralis zwischen Mittel- und Unterlappen der rechten Lunge. Parenchymblutungen in beiden Lungen, besonders den Unterlappen. In Sagittalrichtung verlaufende Kapsel- und Parenchymrupturen an der Oberseite und unregelmäßig verlaufende Kapsel- und Parenchymrupturen an der Unterseite des rechten Leberlappens.

Fall 38 (44/67): 27jähriger Mann, der rechts neben dem Fahrer eines Pkws gesessen hatte, der (bei einer Geschwindigkeit von etwa 70 km/Std.) ins Schleudern geraten und mit der linken Seite gegen die Front eines entgegenkommenden Lkws geprallt war. Fahrer sofort tot. Der Mitfahrer fiel aus der sich öffnenden Tür und blieb neben dem Fahrzeug am Straßenrand liegen. Bei Ankunft im nahegelegenen Krankenhaus war er tot. Hautabschürfungen an der linken Schläfe. Platzwunde oberhalb des linken Ohres. Querverlaufender Schädelbasisbruch in der mittleren Schädelgrube vom linken Os temporale ausgehend. Abriß der Schädelbasis vom Atlas mit Zerfetzung beider Aa. vertebr. Vertikale Frakturen des oberen und unteren Rahmens des Foramen obturatorium des linken Hüftbeins als Folge einer Gewalteinwirkung von links gegen die Beckenregion. Subcutanes Haematom an der Außenseite des linken Ellenbogengelenkes. — Streifenförmige vertikale Hautabschürfungen im unteren Teil der linken Seitenpartie des Thorax in der mittleren Axillarlinie. — Die linke Seitenpartie des sehr elastischen Thorax ist deutlich abgeplattet. Die Rippenfrakturen sind aus Abb. 30 ersichtlich. An der Innenseite der an der Außenseite klaffenden Querfrakturen des Rippenknorpels der 1. bis 5. linken Rippe ist das Perichondrium nicht zerfetzt, doch lateral von den Frakturen von den Rippen abgehoben. — Große Zerfetzung der linken Lunge zwischen Ober- und Unterlappen, die sich bis zum Lungenhilus erstreckt. Das gesamte Mediastinum ist deutlich nach rechts gedrängt worden. Der Herzbeutel ist von links in einem etwa 5 cm breiten Bezirk vom Diaphragma abgefetzt worden. N. phrenicus unversehrt. Zerfetzung des Diaphragmas links der Facies diaphragmatica des Herzbeutels. Große Zerfetzung des Pericards und der anliegenden Pleura auf der rechten Seite. Großer, vertikal verlaufender Einriß des Ramus sin. der A. pulmonalis an ihrem Abgang vom Herzen mit Zerfetzung des umgebenden Epicards. Zerfetzung der Pleura mediastinalis dorsal der linken Lungenwurzel und in einem kleineren Bezirk dorsal der rechten Lungenwurzel. Der oberste Teil der Aorta descendens ist deutlich von links her von der Wirbelsäule abgehoben worden, die beiden 2. bis 4. Intercostalarterien sind von der Aorta abgerissen. Kleine sagittal verlaufende Leberruptur im Bereich deren vorderer Kante rechts vom Lig. falciforme.

Fall 39 (522/66): 37jähriger Fahrer eines Pkws, der mit großer Geschwindigkeit auf einer Landstraße ins Schleudern gekommen und, etwas nach links kippend, mit der linken Seite gegen einen Baum geprallt war. Das Fahrzeug wurde dicht vor der vorderen Kante der Fahrertür getroffen, die nach hinten und eingebogen wurde. Der Oberteil der Karosserie mit dem Dach wurde nach hinten fast vollständig abgerissen. Der Fahrer wurde auf seinem Sitz angetroffen, hing mit dem Oberkörper nach links aus dem Fahrzeug heraus. Tot bei Ankunft im Krankenhaus. Hautabschürfungen und kleinere Schnittverletzungen im Gesicht, hauptsächlich an der

Stirn und der linken Seite des Halses. Abriß mehrerer Brückenvenen an der Mantelkante der rechten Großhirnhemisphäre. Abbruch eines Fragmentes im Bereich des vorderen und rechten Umfanges des For. occipitale magnum mit dem rechten Condylus occipitalis und Zerfetzung der Dura in der Umgebung. Abriß der rechten A. vertebr. Zerfetzung der Larynxrückwand. Blutaspiration. Subcutane Haematome an der Außenseite des linken Oberarms und der Außenseite des linken Oberschenkels. — Die linke Seitenpartie des Thorax ist deutlich plattgedrückt. Die Gewalteinwirkung hat, nach geringen subcutanen Blutungen zu urteilen, hauptsächlich gegen die Mitte und untere Hälfte der linken Seitenpartie des Thorax stattgefunden. Die Rippenfrakturen ergeben sich aus Abb. 30. Die linke V. brachiocephalica zeigt an der Vorderseite eine transversal verlaufende Zerfetzung mit großer umgebender Blutung. Zerfetzung der Pleura parietalis dorsal im Bereich der linken Pleurakuppel. Zerfetzung an der Dorsalseite der linken Lungenspitze. Multiple Kapsel- und Parenchymrupturen der Milz.

Fall 40 (882/65): 25jährige Frau, die sich auf dem linken Hintersitz eines Pkw befand, der von links, etwas von hinten von einem anderen Pkw angefahren worden war. Linke Seitenpartie neben dem Hintersitz eingedrückt. — Tod 2 Std. später. Subcutane Haematome an der linken Hüfte und caudal an der linken Seitenpartie der Thoraxregion. Typische Beckenfraktur durch Gewalteinwirkung von links mit Vertikalfrakturen der linken Seitenfortsätze der oberen Kreuzbeinwirbel und der oberen und unteren Umrahmung des linken For. obturatorium. — Die linke Seitenpartie des Thorax ist abgeplattet. Rippenfrakturen (Abb. 32). — Ausgedehnte Zerfetzung des linken Lungenunterlappens. Linksseitiger Pneumo- und Haematothorax. Blutungen im Mediastinum in der Umgebung der Aorta descendens ohne Aortaverletzung. Kleine Zerfetzung der linken Pleura mediastinalis hinter der Lungenwurzel. Kleine subendocardiale Blutungen im caudalen Teil der Fossa ovalis des rechten Vorhofes. Multiple querverlaufende Kapsel- und Parenchymrupturen an der Oberseite der Milz in der Nähe des oberen Milzpols. Linksseitige perirenale Blutung.

Fall 41 (13/66): 42jähriger Fahrer eines Pkw, der auf einer Autobahn bei Eisglätte ins Schleudern gekommen war (Geschwindigkeit nach Angabe eines überholenden Fahrers etwa 70 km/Std.) und mit der linken Seite der Front in Haufen von dicht gepacktem Schnee und Eis gefahren war. Linke Seite der Front tief eingedrückt. Lenksäule etwas in das Fahrzeug eingeschoben. Unterer Teil des Radkranzes der Lenkung nach vorn gebogen. Windschutzscheibe und Scheibe der linken Tür zertrümmert. Der Fahrer wurde im Fahrzeug angetroffen und war offenbar nach vorn links geschleudert worden. Tod 2 Std. später im nahegelegenen Krankenhaus. Schnittverletzung auf der linken Gesichtsseite. Zahlreiche kleine Schnittverletzungen der Haut auf der linken Halsseite und hinter dem linken Ohr. Impressionsfraktur des linken Os parietale, in die mittlere Schädelgrube fortsetzend. Contusio cerebri. Haematom an der Außenseite des linken Schultergelenkes. Schnittverletzungen am linken Handrücken. Hautabschürfungen an der Vorderseite beider Kniegelenke. Frakturen der Condylen des linken Femur. — Als Folge einer Gewalteinwirkung von links her gegen den ventralen Teil der linken Seitenpartie der Brust ist es hier zu einer deutlichen Impression und den aus Abb. 32 ersichtlichen Rippenfrakturen gekommen. Zerfetzung der Pleura parietalis und der Intercostalmuskulatur im 8. linken Intercostalraum in der seitlichen Thoraxpartie. — Zerfetzung der Pleura mediastinalis dorsal und kranial der linken Lungenwurzel sowie dorsal der rechten Lungenwurzel. Ruptur auf der linken Seite der V. cava sup., etwa in Höhe der Mündung der V. azygos. Zahlreiche querverlaufende kleine Intimarupturen der Aorta descendens zwischen Abgang der linken A. subclavia bis etwa 3 cm oberhalb des Durchtrittes durch das Diaphragma. Die Umgebung des Abganges der 8. linken Intercostalarterie ist nahezu aus der Aorta herausgerissen. Große Pleurazerfetzung im Spalt zwischen linkem Ober- und Unterlappen der Lunge und zwischen rechtem Ober- und Mittellappen. Große spaltförmige Parenchymzerfetzungen im linken Lungenunterlappen. Große subpleurale Blutung an der Außenseite des linken Lungenunterlappens. Multiple Kapselrupturen der Milz.

Fall 42 (48/67): Fahrer eines Pkw, der auf einer Landstraße bei Eisglätte ins Schleudern gekommen und mit der linken Seite gegen einen Baum geprallt ist. Geschwindigkeit unbekannt. Die linke Seite des Fahrzeugs dicht hinter dem Fahrersitz tief imprimiert. Der Vorder- und Rückteil des Wagens um den Baum gebogen. Der Fahrersitz war nach vorn und rechts zu geschoben und der Fahrer von der Rücklehne seines Sitzes von links hinten her gegen die von ihm nach vorn gedrückte Lenkung und das deformierte Armaturenbrett gepreßt worden. — Sofort tot. — Schnittwunde der Kopfschwarte über dem linken Scheitelbein. Hautabschürfungen am Kinn. Abbruch des gesamten Oberkiefers von der Schädelbasis. Frakturen des Schaftes des rechten Humerus und der rechten Ulna und des Radius. Fraktur des linken Femurschaftes. Zerfetzung der Kapsel des rechten oberen Sprunggelenkes — Abdruck eines Textilmusters (Netzhemd) auf der Haut, hauptsächlich rechts an der Vorderseite der Brust mit entsprechenden subcutanen Blutungen. Die Thoraxvorderwand ist deutlich, besonders auf der rechten Seite imprimiert worden und gleichzeitig, vermutlich mit ihrem oberen Teil vorausgehend, gewaltsam nach links

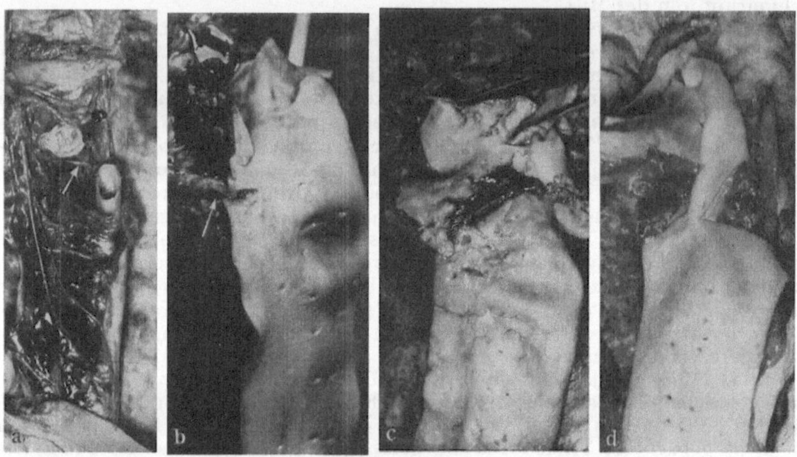

Abb. 31 a—d. a Fall 32: Aortaabriß. In der Tiefe die V. thoracica longit. acc. (→). b Fall 36: Aortaruptur dicht caudal der Insertion des Lig. arteriosum (freigelegt) (→). c Fall 38: Aortalaceration durch einspießendes Rippenfragment. d Fall 42: Spiralförmige Aortaruptur

verschoben worden. Quere Fraktur der vorderen Corticalislamelle des Manubrium ohne Periostverletzung. Kombinierte Riß- und Kompressionsfraktur der linken Seite des Manubrium sterni infolge eines von vorn rechts her nach links gerichteten Druckes gegen den Widerstand der linken Clavicula und der 1. linken Rippe mit Abbruch der Umgebung des Ansatzes der 1. linken Rippe vom Sternum. Die Rippenfrakturen ergeben sich aus Abb. 32. An der linken Seite klaffende querverlaufende Rißfraktur an der Vorderseite des Körpers des 7. Halswirbels mit Zerfetzung der ventralen Ligamenta. Querverlaufende, links klaffende, quere Rißfraktur nahe der oberen Kante des Körpers des 2. Brustwirbels. Querverlaufende Fraktur auf der rechten Seite, in der Nähe der oberen Kante des Körpers des 3. Brustwirbels und vertikal verlaufende Rißfraktur auf der linken Seite. Sämtliche Wirbelverletzungen sind offensichtlich die Folge davon, daß die obersten Brustwirbel, mit ihrem ventralen Teil vorausgehend, um eine vertikale Achse nach links gedreht worden sind. Darauf dürften auch an der Dorsalseite klaffende Abbrüche lateraler Fragmente von dem linken Proc. transv. der 2. und 3. Brustwirbel mit einer transversal verlaufenden Infraktion des Capitulums der 3. linken Rippe zurückzuführen sein. Abbruch des Proc. spin. des 6. bis 8. Brustwirbels mit Zerfetzung des Periostes auf der linken Seite. Gleichartige Abbrüche des Proc. spin. des 1. bis 3. Lendenwirbels. Die Fortsätze sind deutlich durch den von links hinten erfolgenden Druck der Rücklehne des Sitzes nach rechts abgebogen worden. — Große Zerfetzung der Pleura mediastinalis dorsal und caudal der rechten Lungenwurzel. Man sieht, daß der Oesophagus von rechts her von der hinteren Thoraxwand abgehoben ist. Fast völliger Abriß der rechten Lunge vom Mediastinum, nur eine kleine Gewebsbrücke des rechten Hauptbronchus mit etwas umgebendem Bindegewebe ist im Bereich des Lungenhilus erhalten. Zerfetzung des rechten Lungenoberlappens, besonders dorsal. Zerfetzung der linken Pleura mediastinalis in Höhe des Überganges vom Aortabogen in die Aorta descendens. Vertikale Zerfetzungen des Endocards und des angrenzenden Myocards im rechten Atrium des Herzens links der Fossa ovalis im Bereich des Vorhofseptums. Fast vollständiger spiralförmiger Abriß der Aorta

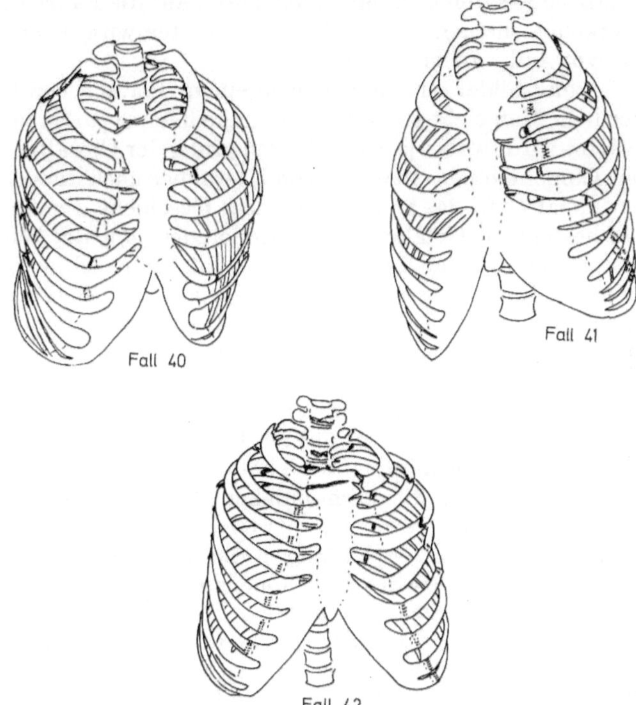

Abb. 32. Fall 40—42: Thoraxverletzungen bei Insassen von Kraftfahrzeugen (Gewalteinwirkung von links)

dicht unterhalb des Lig. arteriosum, nur an der Dorsalseite der Aorta, oberhalb des Abganges der linken Intercostalarterien, verbindet eine schmale Brücke den kranialen mit dem caudalen Stumpf der Aorta. In Höhe mit dieser Verletzung findet sich an der rechten Seite des linken Lungenoberlappens eine kleinere Zerfetzung der Pleura visceralis. Beidseitiger Haematothorax. Kleine sagittal verlaufende Leberruptur an deren vorderer Kante, links des Lig. falciforme. In Sagittalrichtung verlaufende, fast völlige Zerfetzung der Mitte des rechten Leberlappens. Multiple Kapsel- und Parenchymrupturen der Milz.

Kommentar

Gewalteinwirkungen gegen die Seite des Kraftfahrzeugs werden entweder dadurch hervorgerufen, daß es ins Schleudern gerät und mit der Seite gegen einen Gegenstand aufschlägt oder daß es von einem anderen von der Seite angefahren wird. Dabei sind natürlich die auf der Seite der Gewalteinwirkung im Fahrzeug sitzenden Personen in erster Linie gefährdet, wobei die Art der bei diesen auftretenden Körperverletzungen etwas von der Richtung der Gewalteinwirkung abhängt. Auch die auf der von der getroffenen, abgelegenen Fahrzeugseite befindlichen Insassen können verletzt werden, wobei dies in extremen Fällen durch den auf sie aufprallenden Körper der zuerst vom Trauma getroffenen Personen geschehen kann (Fall 37, 38), oder dadurch — diese Gefahr ist leider noch größer —, daß sie aus den sich öffnenden Türen auf die Fahrbahn fallen. Im Linksverkehr scheinen bezüglich der Gewalteinwirkungen von der Seite solche von links zu dominieren.

Die Verletzungsbilder am Thorax nach einem Trauma von links sind recht einheitlich. Man sieht stets, daß die linke Thoraxpartie imprimiert und abgeplattet wird, wobei je nach der Richtung der Gewalteinwirkung die dorsalen Rippenpartien entweder von lateral her nach dorsal (Fall 32) oder nach ventral (Fall 34) gebogen werden. Geschieht die Ausbiegung nach dorsal, besteht die Gefahr, daß die Enden der nahe der Wirbelsäule gebrochenen Rippen in die Lungen einspießen. Nicht selten sieht man außer Rippenfrakturen ausgedehnte Zerfetzungen der Pleura parietalis und der Intercostalmuskulatur auf der linken Seite, was darauf zurückzuführen ist, daß die Rippen in der seitlichen Thoraxwand bei der Impression tendieren, kranial- oder caudalwärts auszuweichen. Es kommt weiterhin zu einer Verschiebung der ventralen Thoraxwand nach rechts. Damit treten Rippenfrakturen sowohl als Folge der lokalen Impression als auch der Gesamtdeformierung des Thorax auf. Im Bereich der vorderen Thoraxwand können die sternumnahen Partien der linken Rippen (je nach der Richtung des Traumas) entweder vor oder hinter das Sternum gedrückt werden, was zu Frakturen der Rippenknorpel und charakteristischen Verletzungen des Perichondriums (Fall 33, 38) sowie zu vertikalen Frakturen des Sternums Anlaß geben kann (Fall 32, 35). Einspießende Rippenfragmente können Herzbeutel- und Herzverletzungen hervorrufen (Fall 35). Bei der Verschiebung der vorderen Thoraxwand nach rechts und mitunter gleichzeitig kranialwärts kommt es natürlich auch zu Rippenfrakturen in der rechten Thoraxhälfte, aber auch Frakturen und Infraktionen der Seitenfortsätze von Wirbeln durch die über die Rippen übertragenen Gewalten können auftreten. Die kräftigen obersten Rippen können den oberen Teil der Brustwirbelsäule mitnehmen. Dies gibt Anlaß zu Torsionsfrakturen der oberen Brustwirbel (Fall 32).

Es versteht sich von selbst, daß bei der angegebenen Thoraxdeformierung die intrathorakalen Organe erheblichen Zerrungen und Verschiebungen ausgesetzt sind. Die besondere Gefahr liegt hier in der zu Frakturen führenden Deformierung des Rahmens der oberen Thoraxapertur, der der kraniale Teil des Mediastinums folgt. Wird also der kraniale Teil der vorderen Thoraxwand nach rechts und besonders etwas aufwärts verschoben, müssen die hier befindlichen großen Blutgefäße deformiert und gezerrt werden, wodurch Rupturen entstehen können (z. B. linke V. brachiocephalica, Fall 39). Der durch die großen, von ihm abgehenden Arterien und durch die übrigen Weichteile an den Rahmen der oberen Thoraxapertur fixierte Aortabogen dürfte dieser Bewegung folgen.

Der Ausgang des Arcus aortae, aber auch Oesophagus und Trachea können damit im Bereich der oberen Thoraxapertur von links her von ihrer Verankerung mit der dorsalen Thoraxwand abgehoben werden, was zu Zerfetzungen der Pleura mediastinalis dorsal des Ausganges des Aortabogens nahe der oberen Thoraxapertur führen kann. In Ausnahmefällen kann der kraniale Teil der Aorta descendens (Fall 38) dieser Bewegung folgen und damit von links her von der Wirbelsäule abgehoben werden. Wie die Fälle 32 bis 37 zeigen, wird jedoch meist der Übergang vom Arcus aortae in die Aorta descendens durch die Pleura mediastinalis und parietalis und die sie verstärkende V. thoracica longit. acc. sin. links dorsal festgehalten. Diese Vene ist, wie man sich bei jeder Sektion leicht überzeugen kann, erstaunlich widerstandsfähig und verläuft von der hinteren Brustwand quer über die linke Seite der Aorta. Diese Vene kann bei der angegebenen Deformierung des Rahmens der oberen Thoraxapertur offenbar gespannt werden und vermutlich wie eine Saite die Aorta quer durchtrennen. Man sieht in solchen Fällen bei der Sektion, daß die unversehrte und aus ihrer Umgebung gelöste V. thoracica longit. acc. in der Tiefe des Aortaabrisses lose an der Vorderseite der Wirbelsäule liegt. Es ist sonst denkbar, daß über die nach rechts verschobene Trachea mit den Hauptbronchien und den übrigen Strukturen der Lungenwurzeln und damit über das Lig. arteriosum, aber auch durch die Pleura mediastinalis, eine kräftige Zerrung an der Aorta hervorgerufen wird, die zur Ruptur an der klassischen Stelle, d.h. dicht unterhalb der Insertion des Lig. arteriosum, führen kann. In diesen Fällen sieht man — als Zeichen für die Verschiebung des ventralen Teils des Mediastinums nach rechts — Rupturen der Pleura mediastinalis ventral der Aorta descendens (dorsal der linken Lungenwurzel und des Lig. pulmonum. sin.). Die Deformierung und damit Zerrung in der angegebenen Weise kann so erheblich sein, daß die Pleura mediastinalis auch auf der rechten Seite reißen kann. Es ist nicht ausgeschlossen, daß infolge einer Impression der linken Seitenpartie des Thorax die linke komprimierte Lunge nach rechts gepreßt einen Druck auf das Mediastinum ausübt, was zur Entstehung der mediastinalen Verletzungen beitragen kann.

Eine weitere Möglichkeit, die zur Entstehung der Aortaruptur an der sog. klassischen Stelle führen kann, besteht in einer Verletzung durch einspießende Rippenfragmente (Fall 35), besonders wenn das Trauma von links, etwa von ventral gegen den oberen Teil des Thorax gerichtet ist.

Nicht nur im kranialen, sondern auch im caudalen Teil der Brust kann es durch eine Gewalteinwirkung von links zu intrathorakalen Verletzungen kommen, in erster Linie zu Diaphragmarupturen, aber auch zu Ablösungen der Facies diaphragmatica des Herzbeutels von links her vom Zwerchfell (Fall 34, 36). Auffallend ist dabei, daß der linke N. phrenicus im allgemeinen unversehrt bleibt. Der ventrale Umfang der Aorta descendens kann der Bewegung des caudalen Teils des übrigen Mediastinums folgen. Da dieses Gefäß links dorsal über die Pleura und die Intercostalarterien an der hinteren Thoraxwand befestigt ist, treten erhebliche Zerrungen an der Aortawand auf, mit Intimarupturen und evtl. Abrissen von Intercostalarterien zur Folge (Fall 41).

Es versteht sich, daß die Verankerungen des Herzens ebenfalls Zerrungen ausgesetzt sind, wenn auch nicht in dem Maße, wie bei Gewalteinwirkungen von vorn gegen die vordere Thoraxwand, welche zu einer Verlagerung der zwischen Wirbelsäule und Sternum gelegenen Herz- und Gefäßstrukturen führt. Immerhin werden auch bei der Gewalteinwirkung von links gegen die Brust Rupturen im Bereich der Pars intervenosa zwischen V. cava inf. und sup. hervorgerufen, d. h. im Bereich des Atriumseptums im rechten Vorhof (Fall 34, 37) oder Rupturen des Epicards ventral der V. cava inf. (Fall 33, 34, 37). In einem hier nicht beschriebenen Fall wurde an der linken Seite der Aorta ascendens dicht oberhalb der Klappen eine querverlaufende Intima-Media-Ruptur festgestellt, die vermutlich durch Vertikalstellung und Verschiebung des Herzens nach rechts herbeigeführt worden war.

Die in den Fällen 33 und 34 beobachteten Rupturen der V. azygos wird als die Folge einer über die V. cava sup. und die Pleura mediastinalis vermittelten Zerrung angenommen, die das Resultat der Verschiebung der kranialen Mediastinalpartien nach rechts und gleichzeitig auch etwas kranialwärts sein kann.

Lungenverletzungen schließlich werden in diesen Fällen durch einspießende Rippenfragmente hervorgerufen und finden sich sowohl lokal im Bereich der Impression der Thoraxwand, aber auch — wie schon gesagt — dorsal. Lungenverletzungen dürften aber auch durch einfache Quetschungen zwischen gewaltsam sich nähernden Partien des deformierten Thorax erzeugt werden können.

Fall 42 zeigt, wie es bei einer primär von links dorsal einwirkenden Gewalt durch Pressung der Brustregion gegen Karosserieteile (Lenkung, Armaturenbrett) zu einer solchen komprimierenden Deformation des Thorax kommen kann, daß die imprimierte vordere Brustwand nach links verschoben wird, wobei der obere Teil der Brustwirbelsäule dieser Bewegung folgen kann. Interessant in diesem Fall ist die spiralförmige Aortazerreißung an klassischer Stelle, wobei der kraniale Stumpf offenbar der Torsionsbewegung der Körper des 2. und 3. Brustwirbels gefolgt ist. Die Abbrüche der Proc. spin. mehrerer Wirbel sind durch den von links her erfolgenden Druck der Rücklehne des Fahrersitzes gegen den Rücken des Verunglückten herbeigeführt worden. Der Abriß der rechten Lunge vom Mediastinum ist als eine reine Abquetschung zwischen Wirbelsäule und dem sich dieser nähernden rechten Teil der vorderen Thoraxwand anzusehen.

4. Verletzungen durch Gewalteinwirkungen von rechts

Fall 43 (84/66): 20jähriger Mann, auf dem rechten Hintersitz eines Pkw, der ins Schleudern gekommen und mit seiner rechten Seite gegen einen stillstehenden Lkw geprallt war (Geschwindigkeit angeblich 60 km/Std.). Die rechte Seite des Pkw war von vorn rechts her dicht vor dem Hintersitz etwa 70 cm tief eingedrückt.

Der Passagier wurde auf seinem Platz vorgefunden. Tot bei Ankunft im nahegelegenen Krankenhaus. — Blutung in der Kopfschwarte am Hinterkopf mit Abriß fast sämtlicher Brückenvenen an der Mantelkante beider Großhirnhemisphären. Geringgradige subdurale Blutung. Beckenfrakturen als Folge einer Gewalteinwirkung von rechts gegen die rechte Hüfte. — Subcutanes Haematom im Bereich des rechten Rippenbogens, etwa in der Mamillarlinie. Bewegungsversuche am freigelegten Thorax ergeben, daß es durch eine Gewalteinwirkung von vorn und rechts

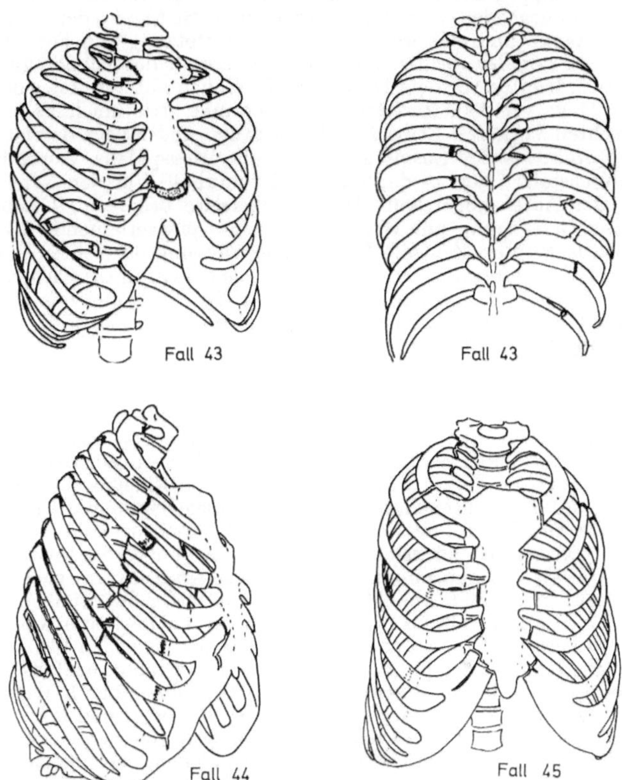

Abb. 33. Fall 43—45: Thoraxverletzungen bei Insassen von Kraftfahrzeugen. Gewalteinwirkungen von rechts vorn

her an der eben genannten Stelle zu einer Impression des unteren Teils der vorderen Thoraxwand gekommen ist, wobei sich die Gewalten als Folge der Deformierung des gesamten Thorax auch auf dessen Rückseite ausgewirkt haben. — Querfraktur des Sternums im unteren Teil des Corpus mit einer Zerfetzung des Periostes an der Außenseite, besonders links infolge einer Einbiegung des caudalen Teils des Sternums. Darauf ist auch die Infraktion der rechten Seite des Manubrium sterni zurückzuführen, wobei offensichtlich dessen oberer Teil durch die Schlüsselbeine und die 1. Rippen in seiner Stellung gehalten worden ist. Die Rippenfrakturen sind aus Abb. 33 ersichtlich. Eine transversale Fissur an der Caudalseite des Collum costae und Querfraktur dicht rechts der Knorpel-Knochen-Grenze der 2. rechten Rippe sind offensichtlich die Folge der Ein- und Aufwärtsbiegung des ventralen Rippenanteils, ebenso eine kleine transversale Fissur an der Caudalseite des rechten Proc. transv. des 1. Brustwirbels. Auf den dorsalwärts gerichteten Druck und die Ein- und Abwärtsbiegung der ventralen Rippenabschnitte sind Frakturen des Collums der 4., 5., 7., 8., 9. und 11. rechten Rippen zurückzuführen, aber auch Frakturen des rechten Proc. transv. des 5. bis 7. Brustwirbels. — Große Diaphragmazerfetzung hinter den Frakturen des Rippenknorpels der 7. bis 9. rechten Rippe. Ein Teil des rechten Leberlappens ist durch diese Zerfetzung hindurch in die rechte Pleurahöhle verlagert. Rechte Pleura mediastinalis hinter dem Ansatz des Lig. pulm. dicht oberhalb des Diaphragmas zerfetzt. Große Zerfetzung an der Vorderseite des rechten Lungenunterlappens. Zentrale Parenchymzerfetzungen im Ober- und Mittellappen der rechten Lunge. Große vertikale Zerfetzung des Pericards und der anliegenden Pleura auf der rechten Seite vor den rechten Ästen der A. und V. pulm. und eine weitere vertikale Zerfetzung von Pericard und anliegenden Pleura auf der rechten Seite dicht oberhalb des Diaphragmas. Kleine vertikale Pericardruptur vor dem Durchtritt des linken unteren Astes der V. pulm. Etwa 3,5 cm lange vertikale Zerfetzung des Septums atriorum links in der Fossa ovalis des rechten Vorhofes. Etwa 2 cm lange Endo- und Myocardzerfetzung dicht oberhalb des Ansatzes der Cuspis ant. der Valv. tricuspidalis. Aorta unverletzt. Mehrere Intercostalarterien in der unteren Thoraxhälfte in der Nähe ihres Abganges von der Aorta abgerissen. An der Oberseite des rechten Leberlappens, entlang seiner Befestigung am Diaphragma, eine querverlaufende 12 cm lange, bis zu 5 cm tiefe Ruptur. Zentrale Parenchymzerfetzung im rechten Leberlappen. — Links des Lig. falciforme mehrere sagittale, bis 0,5 cm in die Tiefe verlaufende Kapsel- und Parenchymrupturen der Leber. Große Zerfetzung des Diaphragmas auf der linken Seite. Ein Teil des Ventrikels und die Milz sind in die linke Pleura verlagert. Multiple Milzrupturen.

Fall 44 (872/66): 64jähriger Fahrer eines Pkw, der von einem von rechts kommenden Lkw (Geschwindigkeit etwa 30 km/Std.) angefahren worden war. Die rechten Türen waren bis etwa in die Mitte des Pkw eingedrückt. Der Fahrer wurde auf seinem Platz angetroffen und verstarb etwa 2 Stunden später. — Kleine Hautabschürfung an der linken Schläfe. — Hautabschürfungen auf der rechten Seite des Halses. Platzwunde an der Außenseite des rechten Ellenbogengelenkes, Hautabschürfungen auf der rechten Seite des rechten Kniegelenkes und Unterschenkels. — Der ventrale Teil der rechten Seitenpartie des Thorax bzw. die rechte Seite der vorderen Thoraxwand ist offensichtlich durch eine von rechts, etwas von vorn einwirkende Gewalt tief imprimiert und zur Gänze kranialwärts verschoben worden. Rippenfrakturen gemäß Abb. 33. — Außerdem finden sich annähernd vertikal verlaufende Frakturen der 3. bis 6. linken Rippe in der mittleren Axillarlinie mit Zerfetzung des Periostes an der Innenseite und der angrenzenden Pleura parietalis. Querfraktur der 2. linken Rippe in der vorderen Axillarlinie, ebenfalls mit Zerfetzung des Periostes an der Innenseite. Fraktur des Collums der 1. rechten Rippe. Die Stellung der Bruchflächen, die Zerfetzung des Periostes und der umgebenden anderen Weichteile lassen zu, daß der vordere Umfang der Rippe leicht aufwärts und nach links gebogen werden kann. Abriß eines kleinen marginalen Fragmentes von der unteren Kante ventral vom 9. Brustwirbelkörper. — 13 cm lange querverlaufende Zerfetzung der Facies diaphragmatica des Pericards und der angrenzenden Schichten des Diaphragmas. Die Zerfetzung befindet sich ventral. Subepicardiale Blutung an der Vorder- und rechten Seite der V. cava inf. Vertikal verlaufende Endocardzerfetzung im Bereich des Vorhofseptums im rechten Atrium, deren caudales Ende sich auf der linken Seite der Einmündung der V. cava inf. befindet. Vertikal verlaufende Endo- und Myocardzerfetzung links der Fossa ovalis im rechten Atrium. Zerfetzung mehrerer Muskeltrabekel an der Ventralseite des rechten Ventrikels des Herzens. — Quere 2 cm lange Aortaruptur unmittelbar unterhalb der Insertion des Lig. arteriosum mit umgebender mediastinaler Blutung, doch ohne Zerfetzung der Pleura mediastinalis in der Umgebung. Zahlreiche querverlaufende Intima- und Intima-Media-Rupturen und Intimaablederungen der Aorta descendens unterhalb der beschriebenen Aortaruptur bis herab zum Diaphragma, häufig im Anschluß an den Abgang der Intercostalarterien. Ausgedehnte Parenchymblutungen beider Lungen, besonders im rechten Unterlappen. Ausgedehnte Zerfetzung des rechten Teils des rechten Leberlappens und partieller Abriß der Leber von rechts her von der dorsalen Befestigung am Diaphragma. Zerfetzung der rechten Nebenniere. Ruptur der rechten Niere.

Fall 45 (118/67): 47jähriger Fahrer eines Pkw, der auf einer Autobahn ins Schleudern, sich überschlagend, auf die entgegenkommende Fahrbahn gekommen und, auf dem Dach liegend, auf der rechten Seite von einem Lkw angefahren worden war. Das Dach des Pkw war plattgedrückt und die Karosserie von den Seiten her zusammengequetscht worden. Der Fahrer wurde in dem Fahrzeug vorgefunden und war sofort tot. — Ausgedehnte Hautabschürfungen und Haematome an beiden Armen und Beinen sowie im Gesicht. Skalpierungsverletzung der Kopfschwarte von ventral her in der Scheitelgegend. Keine Frakturen der Extremitäten. Ringfraktur (Traktionsfraktur) um das For. occipitale magnum herum. — Subcutane Blutungen rechts des Sternums. Die hier von rechts angreifende Gewalt hat zu einer lokalen Impression und zu einer Verschiebung der vorderen Brustwand nach links geführt. Frakturen des Rippenknorpels der 1. bis 7. linken Rippen in Sternum-

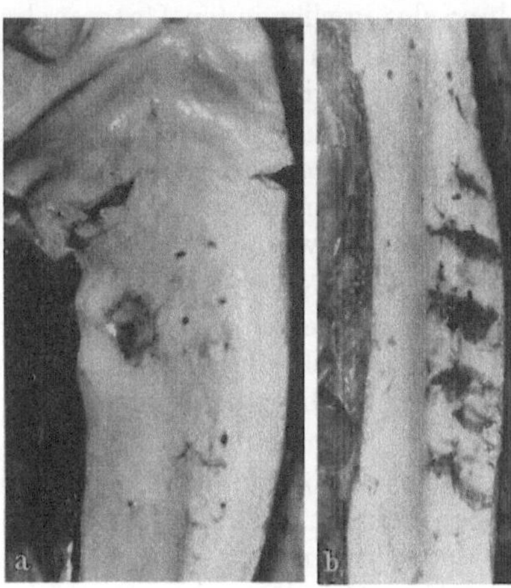

Abb. 34 a u. b. a Fall 44, b 45 Aortarupturen

nähe mit Zerfetzung der Weichteile an der Außenseite. Die Weichteile sind links der Frakturen etwa 2 bis 3 cm von der Innenseite der Rippen abgelöst. Zerfetzung der Intercostalmuskulatur und der Pleura parietalis im 1. linken Intercostalraum caudal der Fraktur der 1. linken Rippe. Frakturen des Rippenknorpels der 2. bis 7. rechten Rippe in Sternumnähe. Weichteile an der Außenseite der Frakturen zerfetzt, an der Innenseite links der Frakturen von den Rippenknorpeln und von der Innenseite des Sternums abgelöst. Die übrigen Rippenfrakturen sind aus Abbildung 33 ersichtlich. — Völlige Zerfetzung der linken Seite des Pericards und der anliegenden Pleura dorsal des unverletzten linken N. phrenicus. Zerreißung der Pleura mediastinalis dorsal und kranial der rechten Lungenwurzel. Zerfetzung der rechten und linken Pleura mediastinalis oberhalb des Diaphragmas zwischen Lig. pulm. und Oesophagus resp. Aorta mit Zerreißung des lockeren mediastinalen Bindegewebes hinter dem Herzbeutel. Hierdurch besteht eine Verbindung zwischen beiden Pleurahöhlen. Abriß der V. cava inf. vom rechten Atrium, ohne Verletzung des umgebenden Epicards. Völlige Zerfetzung des linken Vorhofs mit Zerreißung des Atriumseptums und fast völligem Abriß von der V. pulm. infolge gewaltsamer Verschiebung des Herzens nach links. Zwei übereinander gelegene, etwa markstückgroße Zerfetzungen der rechten Kammervorderwand nahe des Septums (offenbar Pfählungsverletzungen durch einspießende Rippenfragmente). Etwa faustgroße Zerfetzung der rechten Lunge mit Zerreißung der Pleura visceralis nahe der Lungenwurzel und rechtsseitiger Pneumothorax. Querer Abriß der Trachea dicht oberhalb der Bifurcation. Zwischen Abgang der 4. und 10. Intercostalarterien multiple Intimazerfetzungen der Aorta descendens, hauptsächlich im Bereich des Abganges der Intercostalarterien. — Querverlaufende Kapsel- und Parenchymrupturen an der Oberseite des rechten Leberlappens. Kapselrupturen der Milz.

Kommentar

Bei Gewalteinwirkungen von rechts gegen die rechte Seitenpartie des Thorax treten nur selten sofort tödliche intrathorakale Verletzungen auf. Auch Rippenfrakturen sieht man seltener auf der rechten als auf der linken Seite. Diese Eigentümlichkeit ist schon DREWES, KONRAD und SCHULTE; CAMERON, O'ROURKE und BURT aufgefallen. Es ist vermutet worden, daß man bei drohenden Gefahren reflektorisch zu vermeiden versucht, die rechte Körperseite einem Trauma auszusetzen. Dies kann jedoch nicht bezüglich der Insassen von Kraftfahrzeugen gelten, die einem Aufprall von rechts unterliegen. Eigentümlicherweise ist während der Dauer der Einsammlung des vorliegenden Untersuchungsgutes kein Fall zur Beobachtung gekommen, bei dem ein Insasse eines Kraftfahrzeugs von einer von genau rechts einwirkenden Gewalt schwerere Thoraxverletzungen erhalten hatte. Es ist möglich, daß im Linksverkehr derartige Unfallsituationen seltener vorkommen. Es kann aber auch sein, daß ein solches Trauma bezüglich der thorakalen und intrathorakalen Verletzungen prinzipiell ungefährlicher ist, weshalb die Verletzten häufig überleben.

Bei den hier geschilderten Fällen hatte die Gewalteinwirkung von rechts stets etwas von ventral her auf die Thoraxregion stattgefunden, wodurch in jedem der Fälle sich die nach links verschobene vordere Thoraxwand gleichzeitig der Wirbelsäule von ventral rechts her genähert hatte.

Bei den Fällen 43 bis 45 hat die Deformierung des Thorax zu Diaphragmaverletzungen geführt. Besonders ist auch die Leber gefährdet, an der sich Platzwunden des rechten Leberlappens vorfinden lassen. Lungenverletzungen sind das Resultat reiner Quetschungen oder des Einspießens von Rippenfragmenten. Die Rupturen des Atriumseptums werden als die Folge der Verlagerung des Herzens nach links und der Quetschung zwischen vorderer Brustwand und Wirbelsäule erklärt (Fall 43 und 44). Das gleiche gilt für den Abriß der V. cava inf. bei Fall 45.

Bei Fall 44 lag eine Aortaruptur an der klassischen Stelle, d.h. unterhalb des Ansatzes des Lig. arteriosum vor, wobei es nicht zum Durchbruch der mediastinalen Blutung in die Pleura gekommen war. In diesem Fall läßt die Beschaffenheit der Thoraxverletzungen vermuten, daß die Aortaverletzung in der auf S. 35 geschilderten Weise zustande gekommen ist.

Bei Fall 45 hatte das Trauma zu einer extrem tiefen Impression des caudoventralen Teils der rechten Brustseite mit einer Verschiebung der vorderen Thoraxwand nach links geführt. Die bei diesem Fall beobachtete Zerfetzung des Trachea kann die Folge einer Quetschung zwischen Wirbelsäule und dem rechten Teil der vorderen Brustwand, aber auch einer Zerrung infolge extremer Verschiebung des unteren Teils des Mediastinums nach links sein. Dies hat weiterhin zu den Intimaverletzungen der Aorta descendens geführt, aber auch zur Läsion des linken Atriums des Herzens. Es ist nicht unmöglich, daß die dorsale Kante der bei diesem Fall vorhandenen linksseitigen Herzbeutelzerfetzung in das nach links verschobene Herz von dorsal her eingeschnitten hat.

IV. Brustverletzungen durch Sturz aus dem Kraftwagen

Fall 46 (566/65): 47jährige Fahrerin eines Pkw, der auf einer Landstraße ins Schleudern gekommen, einen Kilometerstein umgefahren und, danach sich überschlagend, einen Abhang herabgestürzt war. Die Fahrerin war dabei aus der sich öffnenden linken Tür herausgeschleudert worden und wurde einige Meter vom Fahrzeug entfernt tot aufgefunden. Nach den Spuren (Abschürfungen und Schmutzbesudelungen an der Kleidung) ist sie mit der linken Körperseite auf der Erde aufgeschlagen. — Hautabschürfungen an der Außenseite des linken Oberarms und Unterschenkels und am rechten Knie. — Großes subcutanes Haematom im Bereich der oberen Hälfte des unversehrten linken Schulterblattes. Nach dem Resultat von Bewegungsversuchen an der Leiche zu urteilen, ist der Brustkorb durch eine Gewalteinwirkung gegen die linke Schulter von links hinten her eingedrückt worden. Gelenkkapsel des linken Art. acromioclavicularis und umgebende Ligamenta völlig zerfetzt. Zertrümmerung des Capitulum der 1. linken Rippe. Die umgebenden Weichteile sind im wesentlichen erhalten, doch von kleinsten Knochensplittern, besonders an der Ventralseite, durchtrennt. Der ventrale Teil der 1. linken Rippe läßt sich leicht nach rechts bewegen, wobei sich die kleinen Bruchfragmente des Capitulums ineinander verschieben. Weitere Rippenfrakturen sind aus Abb. 35 ersichtlich. Abbruch des lateralen Teils des linken Proc. transv. des 1. und 2. Brustwirbels mit Zerfetzung des Periostes an der Dorsalseite. Gelenkkapsel, Lig. sternoclaviculare und interclaviculare an der Vorderseite des linken Art. sternoclavicularis zerfetzt. Die linke Pleura parietalis mit der Pleura mediastinalis ist auf der linken Seite von der oberen Hälfte des Sternums und von der Innenseite der benachbarten Teile der oberen Rippen abgehoben und das mediastinale Bindegewebe links der Mittellinie vom oberen Teil des Sternums abgerissen. Geringgradige mediastinale Blutungen. — Fast völliger Abriß der linken V. jugularis im Bereich ihrer Mündung in die V. brachiocephalica. 3×4 cm große Zerfetzung von Pericard und Pleura auf der linken Seite ventral und kranial des linken Lungenhilus. Rechtsseitige große Zerfetzung des Pericards und der anliegenden Pleura, dicht oberhalb des Diaphragmas beginnend. Kleine Diaphragmazerfetzung am rechten Rippenbogen im Bereich der vorderen Axillarlinie. Kranial und dorsal der rechten Lungenwurzel vertikale Zerfetzung der Pleura mediastinalis. Vertikale Zerfetzung des Endocards und Myocards links der Fossa ovalis im rechten Atrium, teilweise die Vorhofsscheidewand penetrierend. Querverlaufende Epicardzerfetzungen an der Vorderseite der V. cava inf. Querverlaufende Intimazerfetzung der V. cava inf. dicht unterhalb ihrer Mündung in den rechten Vorhof. Ruptur der V. pulm. an der Einmündung in den linken Vorhofs. Zahlreiche kleine Intimazerfetzungen der Aorta descendens, meist in der Umgebung des Abganges von Intercostalarterien. Ausgedehnte Blutungen im Parenchym des Lungenoberlappens sowie an der Rückseite des linken Unterlappens. Blutaspiration, offenbar von den Parenchymblutungen ausgehend. Multiple Kapsel- und Parenchymrupturen an der Ober- und Unterseite der Milz. Linksseitige Nierenrupturen. Multiple querverlaufende Kapsel- und Parenchymrupturen an der Oberseite des rechten Leberlappens.

Fall 47 (858/65): 30jähriger Fahrer eines Pkw, der auf einer Landstraße ins Schleudern gekommen und mit der vorderen Hälfte der linken Seite gegen das rechte Vorderrad eines entgegenkommenden Lkw geprallt war. Der Fahrer des Pkw war danach aus der sich öffnenden Tür hinausgefallen und wurde neben dem Fahrzeug liegend vorgefunden. Tür neben dem Fahrer eingedrückt. Lenkung unversehrt. Linker vorderer Kotflügel und linkes Vorderrad demoliert. — Impressionsfraktur auf der linken Seite des Hinterkopfes und Schädelbasisfrakturen. Abriß des größten Teiles der Brückenvenen an den Mantelkanten des Großhirns, Abriß der A. basilaris. — Große subcutane Blutung über der linken Schulter. Zahlreiche sagittal verlaufende Rupturen der Oberhaut über dem linken Schlüsselbein. Zertrümmerung des linken Schulterblattes, wobei ein Fragment unterhalb des Proc. coracoideus nach vorn gebogen und in dieser Stellung fixiert ist. Die Gewalteinwirkung hat offenbar im Bereich des linken Schulterblattes stattgefunden, wodurch es zu einer gewaltsamen Torsion des gesamten Thorax gekommen ist, indem der kraniale Teil des Thorax gegenüber dem caudalen um eine vertikale Achse im Uhrzeigersinn gedreht worden ist (von oben gesehen). Der Schub ist dabei über den Schultergürtel auf den Rahmen der oberen Thoraxapertur vermittelt worden. Durch den von links hinten erfolgenden Druck ist es zu einer Einbiegung mit einer Fraktur des linken Schlüsselbeins gekommen, einer Zerfetzung der Gelenkkapsel und des großen Teils des umgebenden Bandapparates des linken Sternoclaviculargelenkes, einer an der Caudalseite klaffenden Fraktur der 1. linken Rippe zwischen Tuberculum und Angulus costae und einer Splitterfraktur des Collums der 1. rechten Rippe. Das Trauma gegen das linke Schulterblatt hat außerdem zu einer lokalen Abplattung der 2. bis 4. linken Rippen geführt, mit Frakturen zwischen Tuberculum und Angulus costae sowie weiteren Frakturen an verschiedenen Stellen des

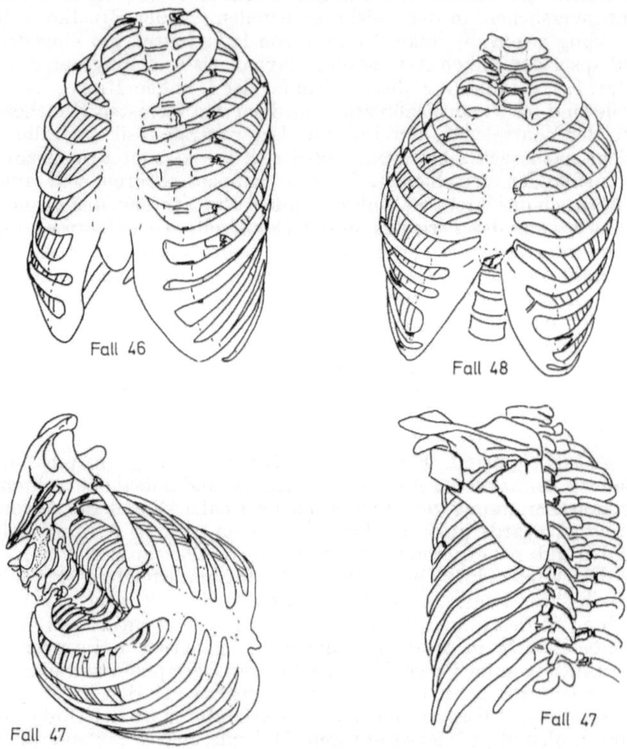

Abb. 35. Fall 46, 48, 47: Thoraxverletzungen durch Sturz aus dem Kraftwagen

Corpus. Abbruch des Proc. spin. des 3. und 4. Brustwirbels mit Zerfetzung des Periostes auf der linken Seite der Fraktur. Fixierte Torsionsfrakturen der 8., 9., 10. und 11. Wirbelkörper. Es handelt sich dabei um Infraktionen auf deren linker Seite sowie eine an der rechten Seite klaffende Querfraktur der rechten Radix des Wirbelbogens und des rechten Proc. transv. des 11. Brustwirbels, sowie auf der rechten Seite klaffende Infraktionen des Proc. spin. des 11. und 12. Brustwirbels. Weitere Rippenfrakturen gemäß Abb. 35. — Abriß des Periostes und der umgebenden Weichteile von der Rückseite der linken Clavicula in der Nähe des Sternoclaviculargelenkes. Zerfetzung der linken Pleurakuppel. Multiple querverlaufende Intimarupturen der linken A. subclavia und der linken A. carotis comm. dicht oberhalb deren Abgang von der Aorta. Zentrale spaltförmige 5×5 cm große Zerfetzung des Lungenparenchyms im linken Lungenoberlappen. Blutaspiration. Zerfetzung der linken Pleura mediastinalis dorsal des Lig. pulm. dicht oberhalb des Diaphragmas. — Milzlaceration. Multiple Rupturen der linken Niere.

Fall 48 (556/66): 18jähriger Jüngling, der rechts neben dem Fahrer eines Pkw gesessen hatte, der bei etwa 100 km/Std. Geschwindigkeit auf einer Landstraße ins Schleudern geraten, von der Straße abgekommen, über einen Acker und eine Seitenstraße gefahren, mit der Frontpartie im Straßengraben hängengeblieben war und sich daraufhin über die Frontpartie überschlagen hatte. Der Jüngling ist, kurz bevor das Fahrzeug auf dem Dache liegen blieb, entweder selbst aus dem Wagen herausgesprungen oder wurde aus der möglicherweise von ihm geöffneten Tür herausgeschleudert. Sofort bewußtlos, 12 Stunden später tot. — Hautabschürfungen auf der linken Seite des Hinterkopfes. Abriß sämtlicher Brückenvenen an der Mantelkante der linken Großhirnhemisphäre. Abriß einzelner Brückenvenen an der Mantelkante der rechten Großhirnhemisphäre mit unbedeutender subduraler Blutung. Kleine Blutungen in der Tiefe der Hirnwindungen im Bereich der abgerissenen Brückenvenen. Geringgradige Rindenkontusionen an der Basis beider Frontallappen. — Kleinere subcutane Blutung über dem Proc. xiphoideus des Sternums. — Die Halswirbelsäule mit den beiden obersten Brustwirbeln ist offenbar gewaltsam rückwärts gebeugt worden. Zerfetzungen der ventralen Ligamenta und Abriß großer Fragmente von der Ventralseite des 1. und 2. Brustwirbels. Rückenmarksblutungen in Höhe des 1. Brustwirbels. Durch die Bewegung des 1. Brustwirbels gegenüber den beiden 1. Rippen Abbruch eines lateroventralen Fragments des rechten Proc. transv. des 1. Brustwirbels und eine transversale Infraktion des Collums der 1. rechten Rippe. Von medioventral nach laterodorsal verlaufende Fraktur der 2. rechten Rippe, an der Ventralseite des Collums beginnend und lateral des Tuberculum costae endend. Die Fraktur ist auf die Bewegung des 2. Brustwirbels zurückzuführen. — Die Rippenfrakturen durch die Gewalteinwirkung gegen den Proc. xiphoideus ergeben sich aus Abb. 35. — An der Dorsalseite des rechten Lungenoberlappens mehrere Zerfetzungen der Pleura und des angrenzenden Lungenparenchyms mit umgebenden Blutungen. Mehrere querverlaufende Intimarupturen der rechten A. carotis comm. dicht oberhalb ihres Abganges. Keine weiteren intrathorakalen Verletzungen.

Fall 49 (523/66): 18jähriger Schüler auf dem Sitz rechts neben dem Fahrer eines Pkw, der an der Innenseite einer Kurve von der Fahrbahn abgekommen (Geschwindigkeit, nach Beobachtung eines nachfolgenden Fahrers, 90—100 km/Std.) und sich auf einem Feld überschlagen hatte. Der Schüler war offenbar durch die zertrümmerte Windschutzscheibe aus dem Fahrzeug geschleudert worden. Tot bei Ankunft im Krankenhaus. — Große Impressionsfraktur des rechten Os parietale mit davon ausgehender Querfraktur der Schädelbasis in der mittleren Schädelgrube. Rindenkontusionen im Bereich des rechten Parietallappens und des linken Temporallappens. Blutungen im Corpus callosum. Hirnstammblutungen. — Ausgedehnte Hautabschürfungen über der rechten Achsel und Schulter und geringgradiger über der unteren Hälfte der rechten Seitenpartie des Brustkorbes. Hautabschürfungen an der Außenseite des rechten Ober- und Unterschenkels. Die Gewalteinwirkung gegen die rechte Schulter und Achsel war, nach den Spuren an der Kleidung zu urteilen, durch Aufschlag des Körpers auf das Feld entstanden. Abbruch eines lateralen Teils des rechten Proc. transv. des 1. Brustwirbels. Die Fraktur klafft an der Ventralseite, während kleinere Bruchfragmente an der Dorsalseite ineinander geschoben sind. Kleine querverlaufende Fissur an der Ventralseite des Collums der 1. rechten Rippe. Querfraktur des Manubrium sterni. An der Ventralseite ist das Periost oberhalb der Fraktur vom Knochen abgelöst. Die Bruchfläche verläuft von ventral-kranial nach dorsal-caudal. Nach der Stellung kleiner Bruchfragmente an der Dorsalseite der Fraktur zu urteilen, ist die Fraktur die Folge einer Einbiegung des Bruchbezirkes. Gesplitterte und an der kranialen Manubriumkante klaffende Infraktion auf der rechten Seite des Manubrium sterni, offenbar infolge eines von rechts, dorsal-kranial her über das rechte Schlüsselbein vermittelten Druckes. Weitere Rippenfrakturen siehe Abb. 36. Splitterfraktur des Körpers des 10. Brustwirbels mit Frakturen des rechten Proc. artic. caud. Die ventralen Ligamenta sind nur teilweise zerfetzt, im übrigen von der Vorderseite des Wirbelkörpers abgelöst. Die Stellung der Bruchflächen zueinander läßt klar erkennen, daß der kraniale Teil des Wirbelkörpers gegenüber dem caudalen um eine vertikale Achse, entgegen dem Uhrzeigersinn (von oben gesehen), rotiert worden ist. Kompressionsfraktur der linken Hälfte des Körpers des 1. Lendenwirbels und vertikale und transversale Rißfraktur auf der rechten Seite. Die Stellung der Bruchenden zueinander zeigt, daß, außer der Kompression auf der linken Seite, der kraniale Teil des Wirbels gegenüber dem caudalen in gleicher Weise gedreht worden ist wie beim 10. Brustwirbel. Der ventrale Bandapparat ist unversehrt. Geringgradiges Mediastinalhaematom in der Umgebung der unversehrten Aorta zwischen 7. und 12. Brustwirbel. Parenchymblutungen der rechten Lunge, hauptsächlich in den dorsalen Abschnitten. Keine weiteren intrathorakalen und -abdominalen Verletzungen.

Fall 50 (821/66): 35jähriger Fahrer eines Pkw, der von einem Omnibus (Geschwindigkeit höchstens 50 km/Std.) von links, etwas von hinten, angefahren worden war. Tür neben dem Fahrer von links, etwas von hinten eingedrückt. Der Pkw wurde nach rechts geschleudert und legte sich auf seine linke Seite, unter die der herausgeschleuderte Fahrer gequetscht wurde. Nachdem er aus dieser Stellung befreit worden war, konnte nur noch der Tod festgestellt werden. — Zahlreiche kleine Stauungsblutungen in der Haut des Gesichts und den Conjuntiven. Großes subcutanes Haematom über der linken Achsel und an der Außenseite des linken Oberarmes. Fraktur der Mitte des linken Humerusschaftes. — Abdruck eines netzförmigen Textilmusters auf der linken Seite der vorderen Brustwand (Netzhemd) mit subcutanen Blutungen. Bewegungsversuche zeigen, daß der Thorax von links dorsal und rechts ventral her komprimiert worden ist, wobei, unter Verschiebung der vorderen Thoraxwand nach links, sämtliche Rippen mit ihrem vorderen Umfang caudalwärts gepreßt worden sind. Fraktur des linken Schulterblattes mit einer Querfraktur unterhalb des Proc. coracoideus. Aus den übrigen Frakturen und Infraktionen der Scapula läßt sich deutlich erkennen, daß die untere Hälfte der Facies articularis ventralwärts gepreßt worden ist. Die Rippenfrakturen ergeben sich aus Abb. 36. Kleine querverlaufende Rißfraktur an der Vorderseite des

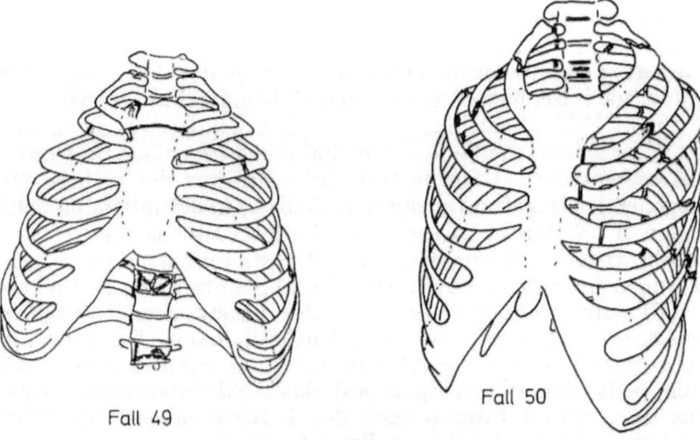

Abb. 36. Fall 49, 50: Thoraxverletzungen durch Sturz aus dem Kraftwagen

3. Brustwirbels. — Diffuse Parenchymblutungen in den Lungen. Zerfetzung an der Dorsalseite des rechten Lungenoberlappens. Abriß der linken A. axillaris von der A. subclavia und Zerfetzung der linken V. axillaris offenbar durch Einspießen der Bruchfragmente der 1. linken Rippe, mit großer umgebender extrapleuraler Blutung (500 ml). Keine weiteren inneren Verletzungen.

Fall 51 (181/67): 49jähriger Fahrer eines Pkw, der frontal mit einem entgegenkommenden Pkw zusammengestoßen ist. Frontseite eingedrückt. Das Fahrzeug ist danach ins Schleudern gekommen. Beide Seitenwände der Karosserie ausgebeult, hauptsächlich im Bereich der Mittelstolpen. Oberes Scharnier der linken Tür abgerissen, Tür aus dem unteren Scharnier ausgerissen, vom Fahrzeug weggeschleudert. Der Fahrer trug einen Sicherheitsgurt (Ordensbandtyp), der nicht von seinen Befestigungen abgerissen war. Fahrer aus dem Fahrzeug herausgeschleudert und dabei offensichtlich mit dem Unterkiefer im Gurt hängengeblieben und dekapitiert. Man sieht deutlich, wie der obere Teil des Gurtes dicht unterhalb der oberen Verankerung gegen die davorliegende Kante des Mittelstolpens durch die Türöffnung herausgedrückt worden ist (Abb. 37). Blutbesudlung am Gurt. Im Bereich der Dekapitierungsverletzung ist die Haut verhältnismäßig glattkantig durchtrennt.

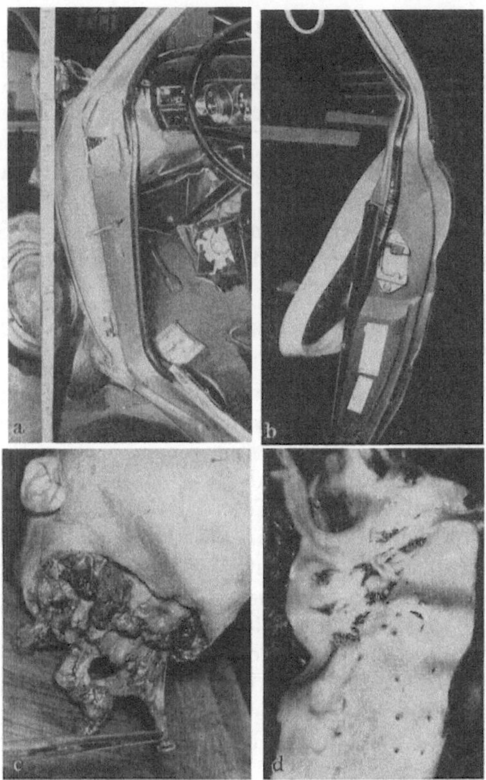

Abb. 37 a—d. Fall 51: Dekapitation durch Sicherheitsgurt; a Abriß der Tür von den Scharnieren; b Deformierung des Türrahmens durch den anpressenden und vom herausgeschleuderten Fahrer gespannten Gurt; c Dekapitationsverletzung; d Aortaverletzung durch Zerrung

Unterhalb der rechten Unterkieferseite sieht man oberhalb der Dekapitierungsverletzung eine Hautabschürfung, offenbar vom Gurt hervorgerufen. Unterhalb der Dekapitierung ist die Haut mit dem subcutanen Fettgewebe skalpartig vom unteren Halsstumpf und den Achseln abgehoben. Die Wirbelsäule ist im Bereich des frakturierten Epistropheus abgerissen. Abriß der Trachea vom Kehlkopf. Die Thyroidea befindet sich zusammen mit dem größten Teil der Halsmuskeln am Kopf. Linke A. carotis comm. dicht oberhalb der Aorta abgerissen. Caudal davon zahlreiche querverlaufende Intimarupturen, die an der Ventralseite des Ausganges des Arcus aortae bis dicht unterhalb der Insertion des Lig. arteriosum fortsetzen. Abriß der rechten A. carotis comm. oberhalb ihres Abganges vom Truncus brachiocephalicus. In beiden Aa. carot. comm. zahlreiche querverlaufende Intimarupturen. Linksseitiger Unterschenkelbruch, der offenbar dadurch zustandegekommen ist, daß der Fahrer beim Sturz aus dem Fahrzeug mit dem linken Fuß zwischen Kupplungspedal und unterem Teil des Türrahmens hängengeblieben ist. — Rechtsseitige Claviculafraktur ohne umgebende Blutungen, die offenbar beim Aufschlag des Rumpfes auf den Straßenbelag entstanden ist.

Kommentar

Beim Sturz aus dem Fahrzeug ist in erster Linie mit tödlichen Kopfverletzungen durch Aufschlag auf die Fahrbahn zu rechnen, wie diese auch bei den Fällen 47, 48, 49 aufgetreten sind. In zweiter Linie besteht die Möglichkeit einer Quetschung unter das kippende Fahrzeug, was nicht selten zur Erstickung der Verunglückten führt (Fall 50). Schließlich besteht die Gefahr für die Entstehung schwerer Thoraxverletzungen durch Aufschlag (Fall 46) oder von Halsverletzungen oder gar Dekapitation wie in Fall 51, falls der Verunglückte durch einen Sicherheitsgurt vom sog. Ordensbandtyp gehalten, durch die sich öffnende Tür geschleudert wird.

Aber auch Thoraxverletzungen sind möglich, wie die Fälle 46 bis 49 zeigen.

Bei Fall 46 ist die Verunglückte mit der linken Körperseite aufgeschlagen, wobei die vordere Brustwand und hier besonders der Bereich des Rahmens der oberen Thoraxapertur gegenüber der dorsalen Thoraxwand nach rechts verschoben worden ist. Dabei ist es eigentümlicherweise zu einem Abriß des kranialen Teils des Mediastinums von der Innenseite des Sternums gekommen, was als Ursache dafür anzusehen ist, daß keine Aortaruptur in der auf S. 57 geschilderten Weise aufgetreten ist. Die Deformierung der oberen Thoraxapertur hat zur Zerrung der linken V. jugularis und ihrer Ruptur geführt. Durch die Verschiebung der mittleren und caudalen Teile des Mediastinums mit dem Herzen nach rechts erklären sich die Verletzungen von Herz, Herzbeutel und Pleura. Ganz ähnlich liegen die Verhältnisse bei Fall 47. Hier hat vermutlich die Ruptur der linken Pleurakuppel verhindert, daß durch die Deformierung des Rahmens der oberen Thoraxapertur eine Zerrung im Bereich des Übergangs von Arcus aortae in die Aorta descendens aufgetreten ist. Die 1. linke Rippe ist in diesem Fall deutlich caudalwärts ausgebogen und gebrochen worden, wodurch Zerrungen der linken A. subclavia und der linken A. carotis comm. und Rupturen dieser Gefäße aufgetreten sind.

Bei Fall 48 liegt eine extreme Rückwärtsschleuderung des Kopfes vor, was zu Verletzungen des cranialen Teils des Thorax geführt hat, aber auch zu einer Zerrung der rechten A. carotis comm. Die übrigen Verletzungen des Thorax sind auf eine außerdem eingetretene, reine ventrodorsale Kompression zurückzuführen, die keine intrathoracalen Verletzungen zur Folge hatte.

Bei Fall 49 war der Verunglückte offenbar mit der rechten Scheitelgegend und der rechten Schulter aufgeschlagen, wobei das Kinn vermutlich beim Überschlagen des Körpers gegen das Sternum gepreßt worden ist. Außerdem ist es zu einer Torsion der Wirbelsäule gekommen.

Fall 50 vermittelt das Bild einer reinen Kompression der Brustregion, die zwischen links dorsal und rechts ventral erfolgt ist. Auffallend ist, daß auch hier, wie bei einer ventrodorsalen Kompression, annehmbar infolge der Zunahme der normalen Neigung der Rippen, die vordere Thoraxwand nach caudal abgleitet und dabei nur durch einspießende Rippenfragmente intrathorakale Verletzungen herbeigeführt werden.

Fall 51 ist von besonderem Interesse. Er zeigt dem Techniker mit aller Deutlichkeit die Bedeutung dessen, daß die Türen eines Kraftfahrzeuges weder durch Nachgeben des Schlosses noch der Scharniere aufgehen dürfen. Die Dekapitation des Verunglückten ist in diesem Falle zwar auf den Sicherheitsgurt zurückzuführen, die eigentliche Ursache für den tragischen Ausgang ist aber nicht in den Gurten, sondern den Türen zu suchen. Der Verunglückte wäre sicher unverletzt davongekommen, wenn er entweder gleichzeitig durch einen Hüftgurt auf seinem Sitz gehalten worden wäre oder sich die Türen nicht geöffnet hätten. Man kann sich eine Vorstellung von den bei einem solchen Unfall einwirkenden Energien machen, wenn man bedenkt, daß bislang kein Fall von Dekapitation beim Erhängen bekannt geworden ist, selbst wenn das Opfer aus größerer Höhe in die Schlinge hineingefallen ist.

Traumatologisch ist der Fall insofern bedeutungsvoll, als er zeigt, daß die der Dekapitation vorausgehende Zerrung der Halsweichteile nicht nur zu Intimarupturen der Halsarterien, sondern sogar zu solchen der Aorta führen kann, die bis unterhalb der Insertion des Lig. arteriosum nachweisbar sind. Die Zerrung erfolgt damit vermutlich nicht nur über die Halsarterien, sondern auch über die Trachea und die Hauptbronchien, aber möglicherweise auch über den das Lig. arteriosum umschlingenden N. recurrens. Aortaverletzungen dieser Art sind beim Erhängen in einem Fall bekannt geworden (Tabbara, Proteau, Dumont und Dérobert).

V. Brustverletzungen bei sog. ungeschützten Verkehrsteilnehmern

1. Verletzung durch Anfahren von hinten

Fall 52 (739/66): 58jähriger Radfahrer, der von hinten von einem Pkw (VW) (Geschwindigkeit etwa 60 km/Std.) angefahren worden war. Der Mann wurde über den Kofferraumdeckel gegen die Windschutzscheibe des Pkw und den oberen Rahmen derselben geschleudert und glitt danach auf die Fahrbahn. Bei Ankunft im Krankenhaus tot. — Hautabschürfungen auf der rechten Gesichtsseite. Ausgedehnt subcutane Blutungen an der Rückseite des linken Ober- und Unterschenkels. Hautabschürfungen an der rechten Hüfte. — Linke Hälfte der Brust deutlich abgeplattet. Infolge einer gewaltsamen Hyperextension im Bereich der oberen Brustwirbel ist es zu einer weitklaffenden, von ventral-kranial nach dorsal-caudal verlaufenden Fraktur des 3. Wirbelkörpers mit völliger Zerfetzung der ventralen Ligamenta gekommen. Ähnliche Frakturen, doch ohne Ligamentzerfetzung, an der Ventralseite des 1. und 2. Brustwirbels. Kleine querverlaufende, marginale Rißfraktur an der kranialen Kante ventral am letzten Halswirbel. Transversale Fraktur der 1. rechten Rippe dicht lateral des Tuberculums, an der Kranialseite beginnend und an der Caudalseite des Collum endend. Aus der Stellung der Bruchflächen läßt sich erkennen, daß der ventrale Umfang der Rippe abwärts gebogen worden ist. Gesplitterte Frakturen und Infraktion der 2. bis 5. rechten Rippen zwischen Tuberculum und Angulus costae deutlich durch Abwärts- und Einbiegung der ventralen Rippenanteile. Die übrigen Rippenfrakturen ergeben sich aus Abb. 38. Abbruch des linken Proc. transv. des 1. bis 6. Brustwirbels und Abriß eines Fragmentes des Körpers des 4. Brustwirbels in der Umgebung der linken Fovea costalis sup. — Pleura- und Parenchymzerfetzungen an der Dorsalseite des linken Lungenoberlappens deutlich infolge der eindringenden Fragemente der 3. bis 5. linken Rippen. Quere Ruptur an der Dorsalseite und linken Seite der Aorta zwischen Lig. arteriosum und A. subclavia sin. mit linksseitigem Haematothorax. Querverlaufende Intima- und Mediarupturen der Aorta descendens auf der rechten Seite, auf die Ventralseite übergreifend in Höhe des Abganges der 4. und 5. Intercostalarterien. Kleine Intimaablederungen im Bereich des Abganges der 2. rechten und der 3. linken Intercostalarterien. Keine weiteren intrathorakalen Verletzungen.

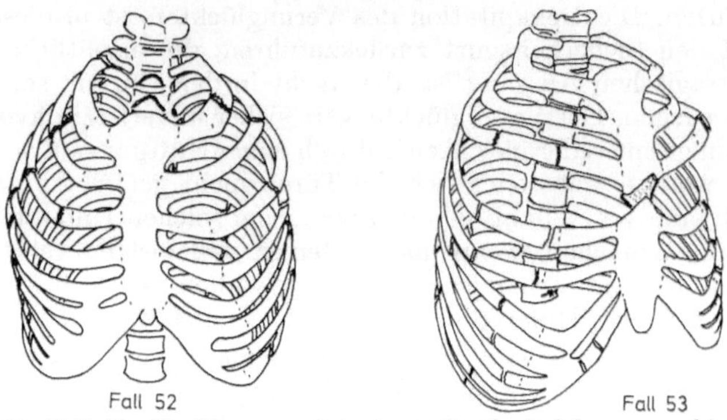

Abb. 38. Fall 52, 53: Thoraxverletzungen durch Anfahren von hinten

Fall 53 (768/65): 61jähriger Mann, der, neben einem Moped stehend, von hinten von einem Pkw angefahren worden war. Er war dabei vom linken Scheinwerfer des Pkw am Gesäß erfaßt, etwa 20 m mitgenommen und auf einen Acker geschleudert worden. — Großes Decollement über beiden Gesäßhälften und dem Kreuzbein. Geringgradige Hautabschürfungen an der Stirn mit Erdbesudelungen. Abriß des Oberkiefers von der Schädelbasis. Hautabschürfungen an der Vorderseite beider Beine und an der Rückseite des linken Unterschenkels. Multiple Hautrupturen in der rechten Leistenbeuge. — Ringfraktur um das Foramen occipitale magnum herum, quer durch die mittlere Schädelgrube und um die Schuppe des Os occipitale herum verlaufend. Nach der Stellung der Bruchflächen zu urteilen, handelt es sich um eine typische Traktionsfraktur infolge einer Rückwärtsschleuderung des Kopfes. Abriß sämtlicher Brückenvenen an der Mantelkante der linken Großhirnhemisphäre, Zerfetzung des Circulus Willisi und der umgebenden Teile der Großhirnbasis. — Abbruch der Proc. spin. sämtlicher Lendenwirbel. Völlige Zerfetzung der Gelenkkapsel und der umgebenden Ligamenta des rechten Sacroiliacagelenkes. Vertikalfraktur durch den oberen und unteren Rahmen des rechten For. obturatorium. Die Beckenverletzungen lassen zu, daß der ventrale Teil des rechten Hüftbeins leicht in caudodorsaler Richtung um eine transversal durch die Sacroiliacagelenke verlaufende Achse gedreht werden kann. Abriß der rechten A. femoralis dicht unterhalb der Schenkelbeuge. Luxatio ant. des linken Hüftgelenks mit Zerfetzung des Lig. teres femoris. Abriß des Körpers des 3. vom 4. Lendenwirbel mit Zerfetzung des ventralen Bandapparates. Abriß des 12. Brustwirbelkörpers vom 1. Lendenwirbel von vorn rechts her mit einer Kompressionsfraktur der linken Hälfte des 12. Brustwirbelkörpers und Zerfetzung des ventralen Bandapparates. Klaffende, von links kranial nach rechts caudal verlaufende Querfraktur des Sternums zwischen 3. und 4. Rippen mit Zerreißung von Periost und Blutgefäßen in der Umgebung und einer Zerfetzung der gesamten Intercostalmuskulatur und der Pleura parietalis zu beiden Seiten der Fraktur im Bereich der vorderen Thoraxwand. Der Herzbeutel ist unterhalb des Bruches in etwa 3 cm Breite vom Sternum abgelöst, doch in der Tiefe der Fraktur unversehrt. Mm. pectorales über der Verletzung nicht zerfetzt, von Blutungen durchsetzt. Die Rippenfrakturen sind aus Abb. 38 ersichtlich. Frakturen des Collums der 11. und 12. rechten Rippe. An der Ventralseite klaffende, annähernd querverlaufende Fraktur des Körpers des 2. Brustwirbels, die sich hauptsächlich links befindet.

Große Zerfetzung des Pericards und der anliegenden Pleura auf der linken Seite dorsal des unverletzten N. phrenicus. Kleine Zerfetzung der Pleura mediastinalis dorsal der rechten Lungenwurzel. Große Zerfetzung des Pericards und teilweise der anliegenden Pleura auf der rechten Seite, am Durchtritt der Aorta beginnend. Zerfetzung des Diaphragmas rechts der Wirbelsäule und der Facies diaphragmatica des Herzbeutels. Ruptur der V. azygos etwa 3 cm unterhalb deren Mündung in die V. cava sup. Intimarupturen der beiden Aa. carot. comm. dicht oberhalb deren Abgang, in der rechten längs, in der linken querverlaufend. Zerfetzung des Vorhofseptums dicht oberhalb der Mündung der V. cava inf. und links der Fossa ovalis. Zahlreiche querverlaufende Intimarupturen und Ablederungen der Aorta unterhalb des Abganges der 4. Intercostalarterien bis hinab zum caudalen Ende. Blutaspiration in Trachea, Bronchien und Lungen (Schädelverletzung). Keine Lungenverletzungen, Zerfetzung des rechten Leberlappens im Bereich der

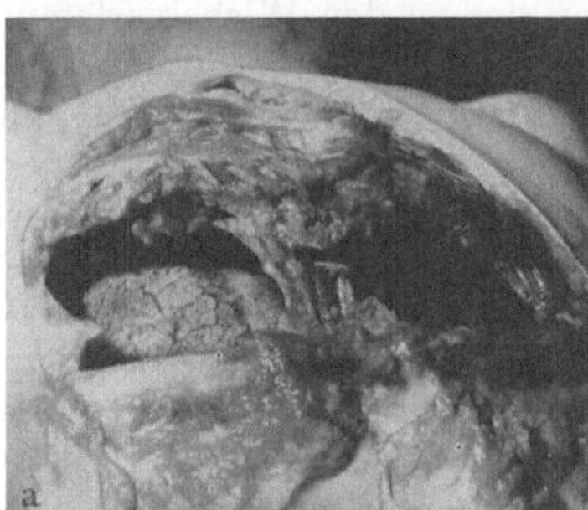

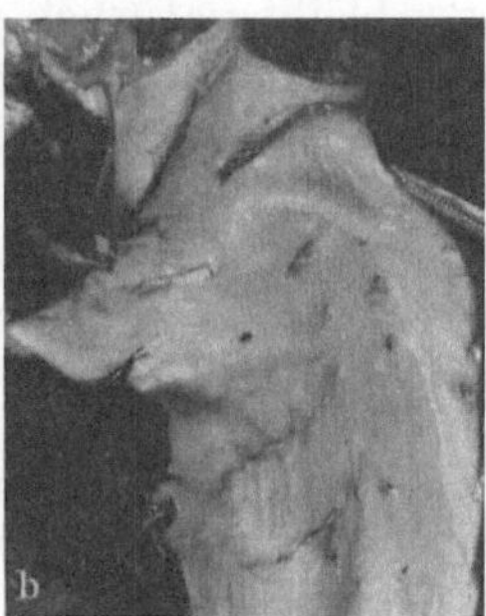

Abb. 39 a u. b. a Fall 53: Rißverletzung der vorderen Thoraxwand; b Fall 52: Aortaverletzungen

ventralen Hälfte. Vom vorderen Ansatz des Lig. falciforme ausgehende und nach links verlaufende Ruptur der Kapsel und des anliegenden Parenchyms an der Oberseite des linken Leberlappens. Zerfetzung der rechten Niere und Nebenniere. Multiple Rupturen der linken Niere.

Kommentar

Anfahren von Fußgängern durch Kraftwagen sind sehr häufig vorkommende Verkehrsunfälle. Die Verunglückten werden dabei stets von der Stoßstange des Fahrzeuges an den Unterschenkeln und von der oberen Kante der Frontpartie des Fahrzeugs, je nach deren Höhe über der Fahrbahn, im Bereich der Oberschenkel oder der Beckenregion erfaßt und sehr häufig über die Motorhaube gegen Windschutzscheibe oder deren oberen Rahmen geschleudert, wo sie mit der Schulterregion oder dem Kopf aufschlagen. Es kommt nun ganz darauf an, welche Körperseite der Verletzte dem anfahrenden Fahrzeug dargeboten hat, welche Verletzungen entstehen. Nicht selten geschieht das Anfahren von hinten. Aus dem reichhaltigen Material wurden zwei dieser Fälle herausgegriffen, die deutlich die dabei recht häufig zu beobachtenden Brustverletzungen demonstrieren.

Beim Anfahren wird die Wirbelsäule durch Rückwärtsschleuderung der oberen Körperpartie mit dem Kopf hyperextendiert, was häufig auch zu Ringfrakturen der Schädelbasis führt (PATSCHEIDER, VOIGT). In den beiden hier angeführten Fällen hat dies zu Rißfrakturen der obersten Brustwirbel von ventral her geführt. Caudal gehalten durch die Bauchmuskulatur, scheint die vordere Brustwand der extremen Rückwärtsbewegung des oberen Teils der Brustwirbelsäule nicht nachzufolgen, so daß es zu Torsionsfrakturen besonders der obersten Rippen nahe deren dorsaler Befestigung kommt (Fall 52), wenn nicht das Sternum durch eine weitklaffende, quere Rißfraktur nachgibt (Fall 53). Die Bewegung der vorderen Brustwand bei der gewaltsamen Rückwärtsbeugung der Wirbelsäule dürfte zu einer Abplattung des Thorax führen und damit zu Rippenfrakturen, hauptsächlich am Übergang der lateralen Thoraxpartien in die vordere Thoraxwand.

Die Aorta bleibt natürlich von der zu den Wirbelverletzungen führenden Überstreckung der Wirbelsäule nicht unbeeinflußt. Dieses Gefäß wird, ebenso wie die Halsarterien, durch die Rückwärtsschleuderung des Kopfes gedehnt.

Die über die Halsweichteile auf die Aorta übermittelte Zerrung kann allein schon zu Aortaverletzungen führen (vgl. Fall 51), wozu aber die lokale Einbiegung der frakturierten 2. und 3. Wirbel kommt, die dazu beitragen dürfte, daß die Aorta lokal gestreckt wird. Die Rupturen bei dieser Unfallsituation sind damit durch die extreme Zerrung erklärlich, doch können eindringende Bruchkanten der frakturierten Wirbel die Ruptur mit veranlassen.

Die Verletzungen der V. azygos (Fall 53) und der caudalen Verankerung des Herzens sind vermutlich ebenfalls auf die Überstreckung der Wirbelsäule und die dadurch hervorgerufene Zerrung in caudo-kranialer Richtung zurückzuführen.

2. Brustverletzungen durch Überfahren

Fall 54 (772/67): 19jähriger Jüngling, der, schlafend auf dem Rücken liegend, quer von einem mit Gleisketten versehenen Fahrzeug (Caterpillar, Gewicht etwa 10 t) überfahren worden war. Der Körper des Verunglückten war nicht in den Boden (Baustelle) gedrückt worden. Die eine Kette des Fahrzeugs war quer über den Kopf und etwa die oberen zwei Drittel der Brust gegangen. — Kopf plattgedrückt, völlige Zertrümmerung des Schädels mit Laceration des Gehirns. Brustregion deutlich in ventrodorsaler Richtung abgeplattet. Multiple Hautabschürfungen an der Vorderseite der Brust. Kein subcutanes Decollement. Hautabschürfungen und subcutane Haematome an den Oberarmen. — An der Innenseite klaffende Querfraktur des Sternums in Höhe der 3. Rippen. Abriß der beiden Aa. thoracicae int. Die Infraktionen und Frakturen der sehr elastischen Rippen ergeben sich aus Abb. 40. Aus ihnen läßt sich mit Deutlichkeit erkennen, daß die abgeplattete vordere Brustwand zur Gänze caudalwärts verschoben worden ist. Die annähernd transversale Fraktur des Collums der 1. rechten Rippe läßt zu, daß deren ventraler Teil sich leicht nach abwärts, nicht jedoch aufwärts biegen läßt. Transversale Infraktionen des linken Proc. transv. des 1., 2., 6. und 7. und des rechten Proc. transv. des 1. Brustwirbels offensichtlich infolge einer im Uhrzeigersinn gerichteten Drehung (von rechts gesehen) des lateralen Teils der Fortsätze und gleichzeitigem, über die Rippen übertragenen, dorsalwärts gerichteten Druck. Vertikale Infraktionen des Proc. spin. des 4. bis 6. Brustwirbels, durch Druck von links entstanden.

Sämtliche Frakturen der Rippenknorpel klaffen an der Innenseite, wo das Perichondrium zerfetzt ist. Im Bereich der dorsalen Rippenpartien findet sich lediglich eine an der Innenseite klaffende, vertikale Infraktion der 2. linken Rippe. — Linksseitiger Haematothorax. Zerfetzung des Pericards und der anliegenden Pleura auf der linken Seite dorsal des N. phrenicus. Abriß der V. cava inf. vom rechten Atrium des Herzens. Abriß der rechten Äste der A. und V. pulmonalis vom Herzen. 3 × 1 cm große Zerfetzung des Ventrikelseptums dicht unterhalb der Aortaklappen. Voll-

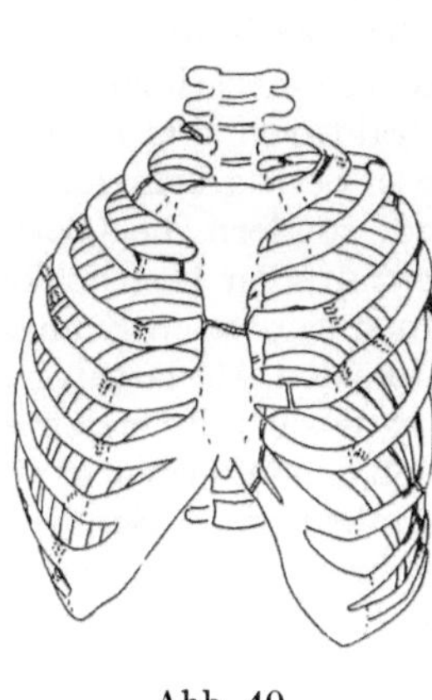

Abb. 40

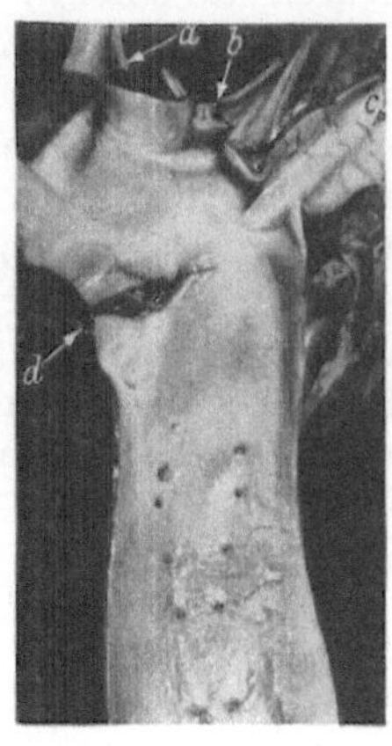

Abb. 41

Abb. 40. Fall 54: Thoraxverletzungen nach Überfahren durch Gleiskettenfahrzeug

Abb. 41. Fall 54: Sagittale Kompression, Abriß des Truncus brachiocephalicus (a), der A. carotis comm. sin. (b) und multiple Intima-Media-Rupturen der A. subclavia sin. (c); Aortaruptur (d)

ständiger Abriß der Aorta ascendens dicht oberhalb der Aortaklappen. Abriß des Truncus brachiocephalicus und der linken A. carotis comm. von der Aorta. Zahlreiche quere Intima-Media-Rupturen der linken A. subclavia nahe deren Abgang. Quere Aortaruptur 1 cm oberhalb der Insertion des Lig. arteriosum im Bereich des ventralen, rechten und dorsalen Teils der Circumferenz ohne Zerfetzung der umgebenden Pleura mediastinalis. Multiple Intimaablederungen im thorakalen Teil der Aorta descendens. Vollständiger Abriß des linken Hauptbronchus und partieller Abriß des rechten Hauptbronchus von der Trachea. Abriß der Trachea 3 cm oberhalb der Bifurcation. Große subpleurale Parenchymzerfetzungen in beiden Lungenunterlappen. Zerfetzung des Diaphragma in der Umgebung des Durchtrittes der Aorta. Abriß des Lig. falciforme von der Leber. Abriß der Leber vom Diaphragma. Zerfetzung des rechten Leberlappens. Multiple Milzrupturen.

Kommentar

Die Brustverletzungen, die durch Überrollen des Körpers durch das Rad eines Kraftwagens hervorgerufen werden, gehören zu den schwersten, da es sich hierbei häufig um ein förmliches Zermalmen des Thorax und der intrathorakalen Organe zwischen rotierendem Rad und Unterlage handelt. Im allgemeinen befindet sich der Verunglückte dabei in Bauch- oder Rückenlage, wobei Vorder- und Hinterwand des maximal komprimierten Thorax seitlich gegeneinander verschoben werden. Abdrücke des Profiles des überrollenden Rades auf der Kleidung geben nicht selten Auskunft darüber, in welcher Weise die Überrollung geschehen ist. Es treten häufig Ablederungen der Haut von der unterliegenden Muskulatur auf (Decollement), was jedoch durchaus nicht stets durch das Rad selbst hervorgerufen zu sein braucht, sondern durch Verschiebungen des Körpers gegenüber der Unterlage.

Die Frakturen des Thorax sind in solchen Fällen häufig durch ganz erhebliche Dislokationen der Knochenfragmente, so besonders der Rippen, gekennzeichnet, und nicht selten treten durch Streckung der normal kyphotischen Brustwirbelsäule Hyperextensionsverletzungen (Luxationen und Frakturen) auf. Auch Torsionsfrakturen sind nicht ungewöhnlich. Voranstehend wurde nur ein Fall dieser Serie geschildert, bei dem die Überrollung jedoch nicht durch ein Rad, sondern die Gleiskette eines schweren Fahrzeugs geschehen ist, weil er mit aller Deutlichkeit die Verletzungen illustriert, die bei einer extremen sagittalen Kompression der Brust auftreten können. Bei der ventrodorsalen Abplattung war die imprimierte vordere Brustwand — genau wie dies bereits in den in Kapitel I geschilderten Fällen erkennbar war — nach caudal gedrückt worden, was zu kombinierten Biegungs- und Torsionsfrakturen im Bereich der lateralen Thoraxpartien, der Seitenfortsätze mehrerer Wirbel und des Collums der 1. rechten Rippe Anlaß gegeben hat. Die Verletzungen des Herzens und der großen intrathorakalen Blutgefäße entsprechen genau denen, wie sie nach deren experimentell nachgewiesener Deformierung bei der sagittalen Kompression der Brust zu erwarten sind (s. S. 8). Das Herz ist vermutlich von dem gegen den Widerstand der hinteren Brustwand (Wirbelsäule) imprimierten Sternum nach links und caudal abgedrängt worden, was zu einer Zerfetzung des Herzbeutels auf der linken Seite und zum Abriß der rechten Äste von A. und V. pulmonalis geführt hat. Dabei hat es die Aorta ascendens mitgezerrt. Die Ventrikelseptumruptur im Herzen ist als eine reine Zerrungsverletzung aufzufassen. Der Abriß der Aorta ascendens kann sowohl durch die nach caudal und links erfolgte Zerrung und Verlagerung des Herzens, aber auch durch Quetschung zwischen Sternum und Ventralseite der Wirbelsäule entstanden sein. — Wie sich aus den Experimenten ergeben hatte, werden bei der angegebenen Zerrung und Dislokation der Aorta ascendens die brachiocephalen Arterien, so in erster Linie der Truncus brachiocephalicus, aber auch die A. carotis comm. sin. und die A. subclavia sin. gestreckt und gezerrt, und es ist verständlich, daß es dabei zu den beobachteten Abrissen bzw. Rupturen nahe ihres Abganges von der Aorta gekommen ist.

Dieser Fall demonstriert nun eine weitere Ursache für eine Aortaruptur an der klassischen Stelle. Diese befand sich oberhalb der Insertion des Lig. arteriosum hauptsächlich auf der rechten Seite. Bei der sagittalen Kompression der oberen Thoraxpartie ist es wahrscheinlich zu einer Hyperflexion des zur Gänze caudalwärts gezerrten Arcus aortae gekommen, die sich besonders am Übergang von Arcus in Pars descendens, d.h. caudal des Abganges der (gezerrten) A. subclavia sin. in einer Knickbildung der Aorta ausgewirkt haben dürfte. Hinzu kommt eine Torsion in diesem Gefäßbereich, da wie angegeben, die Aorta ascendens und der gesamte Arcus aortae nach links caudal gezerrt wurden. Die Ruptur ist somit als die Folge der Torsion zusammen mit der Abknickung aufzufassen. Die Intimarupturen der Aorta descendens sind die Folge der Thoraxkompression.

Als Ursache der Verletzungen von Trachea und Hauptbronchi kommt die Quetschung zwischen Sternum und Wirbelsäule bzw. der Auseinanderdrängung der Lungen infolge Abplattung des Thorax in Betracht.

Es verdient besonders hervorgehoben zu werden, daß die in vorliegendem Fall auf die Brust des Verunglückten einwirkenden Kräfte entsprechend dem Gewicht des Fahrzeuges mehrere Tausend kp betragen haben und die vis a tergo gegenüber dem Trauma nicht wie bei Schleuderungen der auf Armaturenbrett oder Lenkung bei Frontalzusammenstößen aufprallenden Insassen von Kraftfahrzeugen vom Beharrungsvermögen des menschlichen Körpers dargestellt wurde. Es ist fraglich, ob bei verunglückten Insassen von Kraftfahrzeugen ähnliche Gewalten bei der Verformung von Thorax und der intrathorakalen Weichteile wirksam sein können.

Diskussion

Wie sich aus den Fallberichten ergibt, sind die Verletzungen des Thorax stets die Folge einer oder mehrerer Gewalteinwirkungen gegen die Thoraxregion selbst oder gegen andere Körperteile, über die das Trauma auf die Brust übertragen wird, so über Kinnspitze, Arme oder Oberschenkel. Es treten aber auch Verletzungen des Thorax oder der intrathorakalen Organe durch Thoraxdeformierungen oder durch von anderen Körperpartien übertragene Zerrungen auf, ohne daß die Brust selbst direkt angegriffen wird (Schleuderungen von sog. ungeschützten Verkehrsteilnehmern, die von Kraftfahrzeugen angefahren wurden). Es sei hier gleich vorausgeschickt, daß es keinen Beweis dafür gibt, daß intrathorakale Verletzungen, insbesondere solche der Aorta, durch Schleuderungen von Herz und Aortaabschnitten gegenüber dem Brustkorb bei der plötzlichen Deceleration des Körpers auftreten können. Diese Feststellung scheint wesentlich, weil diesbezügliche Theorien (Rice und Wittstruck; Lawrence und Ehrenhaft) somit Annahmen sind, die den Kliniker nur dazu verleiten können, die Suche nach Skeletverletzungen zu vernachlässigen, die einen Aufschluß über die durch das Trauma herbeigeführte Thoraxdeformierung geben können.

Die klinisch wichtigen intrathorakalen Verletzungen scheinen bis auf solche durch Zerrung der Halsweichteile sämtlich in Abhängigkeit zu der vom Trauma herbeigeführten Thoraxdeformierung zu stehen. Es ist für den behandelnden Arzt wesentlich, sich über diese eine Aufklärung zu verschaffen. Die Thoraxdeformierung hängt vom Ort der Einwirkung, der Richtung und der Art des Traumas auf die Körperoberfläche ab, was sich aus der Unfallsituation ergibt. Über diese kann der Patient im allgemeinen keine genauen Auskünfte geben. Für den Gerichtsmediziner ist es selbstverständlich, daß er bei der Rekonstruktion des Unfalles von den Behörden einen Bericht über die von geschultem Personal erhobenen Befunde am Unfallort erhält, sich eventuell selbst einen Augenschein davon verschafft und bei der Untersuchung des Unfallopfers sämtliche Verletzungen der Bekleidung und des Körpers als Spuren verwertet und zu einem Gesamtbild zusammenfügt.

Zweifellos würde es für den Unfallchirurgen eine große Hilfe darstellen, wenn ihm bei der Behandlung seiner Fälle die Unterlagen der Polizei zur Verfügung gestellt würden.

Die Entstehungsweise der einzelnen Verletzungen

Aus der Vielzahl der Verletzungen sollen im folgenden nur die wesentlichsten herausgegriffen werden.

1. Hautverletzungen

Ist der Verletzte durch widerstandsfähige Kleidung geschützt oder wird er von einem breitflächigen Trauma getroffen, brauchen keine Hautverletzungen aufzutreten. Sonst markieren subcutane Hämatome oder

Hautabschürfungen den Ort der Gewalteinwirkung. Derartige Hämatome bilden sich aber nicht selten auch in der Umgebung indirekt entstandener Rippen-, Sternum- oder Claviculafrakturen und sind besonders nahe letzterer mitunter von kleinen Hautrupturen begleitet (Gewalteinwirkung von lateral oder dorsolateral gegen den Schultergürtel). Hämatome über der Symphysis sterni bei Gewalteinwirkungen gegen den caudalen Teil der vorderen Thoraxwand sind alarmierend für das eventuelle Vorliegen einer durch Ausbiegung entstandenen Sternumfraktur und das mögliche Vorhandensein einer Ruptur der V. cava inf. und der Aorta an klassischer Stelle. Hautabschürfungen und Hämatome können der Form des einwirkenden Gegenstandes entsprechen und sind dann ebenso wie subcutane Decollements beweisend für den Ort der Gewalteinwirkung. Das zum Decollement führende Trauma kann auch zu Rißverletzungen der Haut Anlaß geben.

2. Thoraxverletzungen

I. Rippenfrakturen und -infraktionen

a) Biegungsfrakturen der Rippen entstehen jeweils an der Stelle der größten Biegungsbeanspruchung, wobei die Rippen nicht nur durch das an ihnen direkt ansetzende Trauma deformiert werden, sondern auch indirekt, indem ihr ventraler bzw. dorsaler Teil der Bewegung einer oder mehrerer vom Trauma deformierter Rippen oder einer direkt von der Gewalteinwirkung veranlaßten Bewegung oder Deformation des Sternums bzw. einer Deformation der Wirbelsäule folgt. Wesentlich für die Verformung der Rippen ist deren Befestigung an der Wirbelsäule, die eine dorsal- oder ventralwärts gerichtete Bewegung der dorsolateralen Rippenabschnitte nicht zuläßt. Infolgedessen treten hierbei häufig Biegungsfrakturen lateral des Tuberculum costae oder des Collum costae auf, wobei die articuläre und ligamentäre Verbindung zwischen Proc. transv. des zugehörenden Wirbels und der Rippe als Fulcrum dient. Statt der Collumfraktur kann aber auch eine Zerfetzung der Gelenkkapsel und der umgebenden Ligamenta des Köpfchengelenkes vorkommen, und in Ausnahmefällen kann sogar die Umgebung der Pfanne dieses Gelenkes aus dem Wirbelkörper ausgerissen werden.

Die Biegungsfrakturen entstehen durch Ein- oder Ausbiegung des Bruchbezirkes. Außer an den 1. Rippen verlaufen diese Frakturen stets quer zur oberen und unteren Rippenkante oder vertikal, d. h. lotrecht bei aufrechter Körperstellung, letzteres besonders an den unteren Rippen. Wird der Bruchbezirk direkt vom Trauma oder indirekt eingebogen, klafft die Fraktur oder Infraktion an der Innenseite, bei Ausbiegung an der Außenseite. Bei Jugendlichen oder alten Menschen (Osteoporose) sind Grünholzfrakturen möglich. Frakturen der Rippenknorpel verlaufen stets quer und haben glatte Bruchkanten.

Bei erheblicher Dislokation der Bruchenden bei Biegungsfrakturen können das Periost oder das Perichondrium vollkommen zerfetzt oder mehrerer cm seitlich von den Frakturen von der Innen- oder Außenseite der Rippe abgelöst sein. Dies ist besonders dann der Fall, wenn die Gewalt tangential angesetzt oder eine sehr hochgradige Thoraxdeformierung stattgefunden hat. Die Gestalt der Biegungsfrakturen der 1. Rippen nehmen auf Grund deren von den anderen Rippen abweichenden Form eine Sonderstellung ein. Querverlaufende Frakturen des Corpus costae der 1. Rippe sind im vorliegenden Material im allgemeinen die Folge einer durch die Bewegung des Sternum bedingten Auf- oder Abwärtsbiegung des ventralen Rippenteils. Sie können aber auch durch Druck der Clavicula auf diese Rippe entstehen, was von Blaschke an der Leiche rekonstruiert werden konnte. Wird der ventrale Teil dieser Rippen zusammen mit dem Manubrium sterni ipsi- oder contralateral verschoben (häufig kombiniert mit Ein- oder Ausbiegung), entstehen schräge oder transversale, mitunter auch gesplitterte Frakturen zwischen Capitulum und Angulus costae, seltener auch schräge oder lange nach außen konkave Frakturen in den lateralen Thoraxpartien.

Frakturen der 1. Rippe können bekanntlich isoliert vorkommen. Franke und Koch meinen dazu, daß direkte Biegungsfrakturen nur im Bereich der dorsalen Rippenhälfte möglich seien, da der vordere Abschnitt der Rippe durch die Clavicula geschützt ist. Außer durch den bereits erwähnten Druck der Clavicula sollen Frakturen der 1. Rippe durch Zug des Armes nach rückwärts oder durch Stoß auf die Schulter nach vorn herbeigeführt werden. Aber auch Muskelzug wird für isolierte Frakturen der 1. Rippe verantwortlich gemacht.

b) Torsionsfrakturen werden durch axiale Drehung eines Rippenabschnittes gegenüber einem anderen hervorgerufen und sind im Bereich der lateralen und ventralen Thoraxpartien durch lange Aufsplitterungen meist im Bereich der oberen und unteren Rippenkante, mitunter aber auch durch diese verbindende Querfrakturen der äußeren und inneren Corticalis gekennzeichnet. Torsionsfrakturen dieser Form sind nie an den 1. Rippen vorhanden und selten an den 2. bis 4. Rippenpaaren. Diese zeigen dagegen häufig an der Ventralseite klaffende transversale Frakturen im Bereich der vorderen Thoraxwand infolge Einbiegung des caudalen Sternumteils und finden sich besonders dann, wenn gleichzeitig ein kranialwärts gerichteter Schub an der vorderen Thoraxwand wirksam war. Torsionsfrakturen der Rippenknorpel verlaufen quer und haben die gleiche Form wie Biegungsfrakturen. Sie befinden sich dicht lateral des Sternum und sind meist auf kranial oder caudal davon geschehende Einbiegungen oder Ausbiegungen des Sternum zurückzuführen. Torsionsfrakturen der dorsalen Rippenabschnitte geschehen durch Abwärtsbiegung der ventralen Rippenpartien und werden häufig durch Ausbiegung der dorsolateralen Rippenabschnitte kompliziert. Zwischen Tuberculum und Angulus costae sind solche Frakturen durch Splitterbildung gekennzeichnet, während solche des Collum meist als Quer-, Schräg-, aber auch Transversalfrakturen imponieren, häufig nur mit geringer Absplitterung. Frakturen dieser Art an den 1. bis 3. Rippen gehören nicht zu den Seltenheiten und werden durch Auf- oder Abwärtsbiegung des ventralen Rippenabschnittes (Verschiebung des Sternum in kranialer oder caudaler Richtung) hervorgerufen.

Gemeinsam mit der Deformierung der Rippen treten nicht selten Zerfetzungen der Intercostalmuskulatur und der anliegenden Pleura parietalis hauptsächlich in den lateralen Thoraxpartien auf.

II. Sternumfrakturen

a) Biegungsfrakturen entstehen durch Ein- oder Ausbiegung des Frakturbezirkes. Am Ort der Gewalteinwirkung kann durch Impression des Sternum eine an der Innenseite oder vollständig klaffende Querfraktur auftreten (Gefahr der Zerreißung der Aa. thoracicae int. und des Einspießens der Bruchenden in Herz oder Aorta ascendens). Am caudalen Ende des Sternum sind aber auch vertikale Frakturen zugleich mit Querfrakturen möglich.

Häufiger entstehen Querfrakturen kranial oder caudal der eingebogenen Stelle, die an der Außenseite klaffen. Besonders wenn die Gewalt von caudal oder, wie das selten vorkommt, kranial ventral gegen das Sternum einwirkt, kann eine erhebliche Dislokation der Fragmente voneinander geschehen, mit einer Ablösung des Periosts kranial bzw. caudal der Frakturen von der Innen- oder Außenseite des Sternum. Bei nicht verknöcherter Symphysis sterni kann statt der Fraktur eine Ruptur auftreten.

Vertikale Biegungsfrakturen bei Einbiegung einer lateralen Sternumpartie finden sich als Infraktionen meist nur an der Innenseite des Sternum mit ineinander geschobenen kleinen Splittern. Vollständige Frakturen kommen jedoch vor.

b) Torsionsfrakturen treten hauptsächlich in der Umgebung des Ansatzes der 1. Rippen auf und sind auf Drehung des Manubrium sterni um eine transversal verlaufende Achse gegen den Widerstand der 1. Rippen und der gelenkigen Verbindungen mit den Schlüsselbeinen zurückzuführen.

Torsionen können bei der Entstehung von queren Biegungsfrakturen besonders in der Umgebung der Symphysis sterni mitwirken, wenn die hierfür ursächliche Einbiegung der caudalen Sternumpartien und der kranialwärts gerichtete Schub etwas von lateral her geschieht.

c) Rißfrakturen schließlich können dadurch hervorgerufen werden, daß das Sternum bei einer gewaltsamen Hyperextension der Brustwirbelsäule quer auseinander gerissen wird (Anfahren von Fußgängern von hinten).

III. Verletzungen der Brustwirbel

a) *Proc. transversus.* Nach dem vorliegenden Untersuchungsgut zu urteilen sind Frakturen des Proc. transv. die häufigsten Verletzungen der Brustwirbel (Fall 4, 11, 14, 17, 20, 21, 22, 28, 30, 32, 34, 42, 43, 46, 47, 48, 49, 52, 54). Der Proc. transv. ist durch ein Gelenk und Ligamenta mit der zugehörigen Rippe verbunden. Gewaltsame Bewegungen der Rippe können sich am Proc. transv. auswirken. Durch Torsionen entstehen Frakturen oder Infraktionen, wenn der ventrale Teil der Rippe gewaltsam nach caudal oder kranial gebogen wird. Die Brüche verlaufen meist vertikal, aber auch schräg oder transversal und können an allen Wirbeln, besonders aber an den oberen Brustwirbeln und hier auch am ersten Brustwirbel vorkommen. Die Torsion ist häufig mit einer Ausbiegung der dorsolateralen Rippenabschnitte verbunden, wodurch sich gleichzeitig ein nach dorsal gerichteter, über das Tuberculum costae vermittelter

Druck am Proc. transv. bemerkbar macht, der allein schon zu einer Biegungsfraktur des Fortsatzes führen kann. Diese verläuft vertikal und klafft an der Ventralseite. Wird der dorsolaterale Abschnitt einer Rippe eingebogen, kann es zu einer dorsal klaffenden vertikalen Biegungsfraktur des Proc. transv. kommen. Eine andere Entstehungsmöglichkeit für derartige Frakturen besteht bei gewaltsamen Bewegungen der Wirbel (Torsion, Hyperflexion oder -extension), wobei stets gleichzeitig andere Wirbelsäulenverletzungen auftreten.

Frakturen des Proc. transv. der Brustwirbel haben bislang nur wenig Aufmerksamkeit gefunden. Im Bereich der Lendenwirbelsäule sollen derartige Frakturen besonders durch Muskelzug entstehen (Gold, Howorth, Watson-Jones).

b) *Proc. spin.* Die hauptsächliche Ursache für einen Abbruch des Proc. spin. der Brustwirbel (Fall 2, 4, 10, 14, 28, 32, 47, 54) ist eine direkte Gewalteinwirkung gegen den Rücken, wodurch der Fortsatz meist nach lateral abgebogen wird. Dies läßt sich besonders aus gelegentlichen Infraktionen und den Verletzungen der umgebenden Weichteile erkennen. Die dorsalen Ligamenta sind dabei meist nicht zerfetzt. Als Ursache für derartige Frakturen wurde bislang angenommen, daß der Proc. von dem Trauma stets nach caudal gedrückt werde (Gold). Abbrüche (Abrisse) sind aber auch möglich bei Hyperflexionen oder -extensionen und Torsionen der Wirbelsäule und dann im allgemeinen mit anderen Wirbelverletzungen verbunden. Die dorsalen Ligamenta können dabei abreißen, brauchen dies aber nicht.

c) *Wirbelkörper. Hyperextensionsfrakturen* sind nicht ungewöhnliche Verletzungen infolge Rückwärtsschleuderung des Oberkörpers oder Streckung der Brustwirbelsäule bei einer sagittalen Kompression. Sie bestehen aus ventralen Querrissen der Wirbelkörper oder Abrissen von ventralen, marginalen kleinen Fragmenten, meist, jedoch nicht stets, gemeinsam mit Zerfetzungen von Gelenkkapseln, der ventralen Ligamenta und partiellen Abrissen der Zwischenwirbelscheibe von den Gelenkflächen der Wirbelkörper. Diese Rißfrakturen finden sich zwar vorzugsweise an den Hals- (Rückwärtsschleuderung des Kopfes) oder Lendenwirbeln (Watson-Jones), kommen aber auch an den oberen und unteren Brustwirbeln vor (Fall 2, 4, 17, 48, 50). Zu den Rißfrakturen sind auch solche zu rechnen, die entstehen, wenn ein Teil der Wirbelsäule durch extreme Gewalten gegen die vordere Brustwand dorsokranialwärts ausgewuchtet wird (Fall 14).

Torsionsfrakturen haben im Wirbelkörper einen queren Verlauf, es können aber auch vertikale Frakturen auftreten (Fall 42, 47). Die Torsionsfrakturen sind mitunter schwer von *Hyperflexionsfrakturen* zu unterscheiden, zumal die Torsion mit einer gewaltsamen Hyperflexion vereinigt sein kann (Fall 49). Man sieht dann mitunter, wenn auch nicht immer, schräg stehende ineinander verkeilte kleine Bruchfragmente in einem großen querverlaufenden Bruchbezirk, häufig mit Frakturen der Procc. transv. und spin. und des Wirbelbogens. Die Bogenfrakturen befinden sich nicht selten in den Bogenwurzeln oder ventral von diesen im

Bereich des Wirbelkörpers. Es können, wie schon erwähnt, gleichzeitig Abbrüche benachbarter Procc. spin. und Abrisse der dorsalen Ligamenta auftreten. Als eine besondere Form der Hyperflexionsverletzung sind solche Frakturen zu nennen, bei denen der gewaltsam flektierte, kraniale Teil der Wirbelsäule ventral der caudalen Bruchfläche verschoben wird. Die Fraktur verläuft dann schräg von dorsal-kranial nach ventral-caudal, und die ventralen Ligamenta können unterhalb derselben von den Wirbeln abgelöst sein, während die dorsalen zerfetzt sind.

Schulterblattfrakturen sind im vorliegenden Material stets direkt durch daran angreifende Gewalten herbeigeführt worden, während *Claviculafrakturen* entweder durch die auf der gleichen oder entgegengesetzten Seite von lateral oder dorsal gegen die Schulterpartie ansetzenden Gewalten entstanden sind (indirekte Biegungsfrakturen). Aus dem untersuchten Material läßt sich nicht sicher herleiten, daß in einem der Fälle das Schlüsselbein von kranial her gegen die erste Rippe gedrückt, allein deren Fraktur hervorgerufen haben kann. Vielmehr wird vermutlich über das Schlüsselbein die von seitlich her wirkende Gewalt auf das Sternum und von diesem auf die ersten Rippen vermittelt, indem das Manubrium sterni in Richtung des Traumas nach lateral gepreßt wird, wodurch die ersten Rippen verbogen werden und brechen.

3. *Intrathorakale Verletzungen*

I. *Aortarupturen*

Die Rupturen (partielle oder vollständige) treten am häufigsten zwischen Abgang der A. subclavia sin. und der 2. Intercostalarterien auf (klassische Stelle), danach folgen solche dicht oberhalb der Seminularklappen der Aorta ascendens, der Aorta descendens caudal des Abganges der 2. Intercostalarterien, und am seltensten im Bereich des Arcus aortae.

a) *Klassische Stelle.* Rupturen dieser Art — und vielleicht noch mehr deren Folge: Mediastinalhämatome — haben seit langem ein besonderes Interesse gefunden, besonders aber in der heutigen Zeit, weil diese — falls nicht wegen einer sofortigen Zerreißung des die Aorta umgebenden mediastinalen Bindegewebes und der Pleura mediastinalis eine Verblutung in die linke Pleurahöhle auftritt — erfolgreich operativ behandelt werden können. GOYETTE, BLAKE, FORSEE und SWAN; HARDIN; EISEMAN und RAINER; SPENCER, GUERIN, BLAKE und BAHNSON; DOBELL, MACNAUGHTON und CRUTCHLOW; DE MUTH, ROE und HOBBIE; PETERSON und LINDER; REY-BALTAR und PEREZ-AGOTE u. a. haben hierüber berichtet. Das klinische Erscheinungsbild ist besonders von HOLLINGSWORTH, JOHNSTON und MCCOOEY; WYMAN; MALM und DETERLING; ZEHNDER; BINET und LANGLOIS; SPENCER, GUERIN, BLAKE und BAHNSON; KOROXENIDIS, MOSCHOS, LANDY, POULOS und LEHAN; LEWIS; MOLNAR und PACE; SANDOR u. a. eingehend gewürdigt worden. Dabei sind die röntgenologisch nachweisbare Verbreiterung des Mediastinums, die Verschiebung der Trachea nach rechts und die Symptome hervorgehoben worden, welche an eine Coarctatio aortae erinnern.

Über die Entstehungsweise der Aortarupturen an dieser Stelle gibt es zahlreiche Theorien, die man durch experimentelle Untersuchungen zu unterbauen getrachtet hat.

Rindfleisch meinte, daß die Ruptur durch Streckung des Aortabogens zustande käme, wobei durch Entfernung der Aorta ascendens von der Aorta descendens über das durch Bindegewebszüge (sog. Vincula) verstärkte Pericard, die A. pulmonalis und das Lig. arteriosum an dessen Insertion am Übergang vom Arcus aortae in die Aorta descendens eine Zerrung auftrete. Diese Theorie ist von Berblinger übernommen worden.

Nach Gruber; Jaffé und Sternberg solle bei Flugzeugabstürzen (Kopf nach unten) die Wucht des in der Aorta ascendens und descendens kranialwärts verschobenen und im Aortabogen zusammenprallenden Blutes die Ruptur herbeiführen können. Oppenheim äußerte die Ansicht, daß durch plötzliche intravasale Blutdruckerhöhungen in der Aorta Rupturen der Aorta ascendens und im Isthmusbereich entstehen können und hat hierzu Versuche über die Zerreißfestigkeit der Wandung der isolierten Aorta bei Füllung des Gefäßes mit Wasser unter Druck durchgeführt. Ähnliche Versuche sind auch von Klotz und Simpson vorgenommen worden. Thorén; Hollingsworth, Johnston und McCooey haben sich gegen diese Theorie ausgesprochen.

Nach Fidler soll beim Aufschlag nach Fall aus der Höhe die caudalwärts gerichtete Schleuderung der abdominalen Organe eine zur Ruptur führende Zerrung der Aorta herbeiführen.

Shennan meint, daß bei einer Gewalteinwirkung von links gegen die Brustregion Fragmente der 1. linken Rippe soweit eingebogen werden können, daß Oesophagus und Aorta im Isthmusbereich verletzt würden.

Hass hat hervorgehoben, daß durch unterschiedlich große Schleuderungen von intrathorakalen und intraabdominalen Weichteilen — besonders bei Flugzeugunfällen — Zerrungen an deren Verbindungsstellen auftreten können, wodurch Verletzungen hervorgerufen würden. Am Schluß seiner Arbeit sagte er jedoch ausdrücklich, daß zum Zeitpunkt seiner Untersuchungen so wenig über die Pathogenese der intrathorakalen und intraabdominalen Verletzungen bekannt war, daß eine Diskussion ihrer Entstehungsmechanik nicht berechtigt erschiene. Von Anhängern der sog. Decelerationstheorie für traumatische Aortarupturen wird Hass als Urheber zitiert. So meinten Tannenbaum und Ferguson, daß die Aortarupturen hauptsächlich die Folge der plötzlichen Deceleration seien. Diese Theorie hat seit den Arbeiten von Rice und Wittstruck sowie Lawrence und Ehrenhaft eine Bedeutung erlangt (Hollingsworth, Johnston, McCooey). Die Verfasser meinen, daß die Aorta descendens bei der plötzlichen frontalen Deceleration des Körpers von der Wirbelsäule weg nach ventral geschleudert werde, wodurch Zerrungen am Übergang zwischen Arcus aortae in die Aorta descendens auftreten sollen, die zur Ruptur führen. Diese Theorie kann jedoch als widerlegt gelten — obgleich sie auch heute noch übernommen wird —, da bislang bei einem derartigen Unfall niemals ein Abriß der Aorta von der Wirbelsäule (Zerreißung der Pleura *dorsal* der Aorta descendens und Abriß von Intercostalarterien) beobachtet worden ist. Außerdem hat Stapp im Selbstversuch nachgewiesen, daß der mit Gurten angeschnallte menschliche Körper bei der frontalen Deceleration mehr verträgt, als was bei gewöhnlichen Straßenverkehrsunfällen erreicht wird, ohne daß eine Aortaruptur auftritt (Zehnder). Abgesehen davon sind Aortarupturen an der klassischen Stelle auch in solchen Fällen beobachtet worden, bei denen sicher keine plötzliche Deceleration vorgelegen hat (z. B. Fall 5).

Marshall meinte, daß der linke Lungenhilus bei der plötzlichen Deceleration eine Zerrung an der Aorta descendens ausübe.

Cammack, Rapport, Paul und Baird sind nach den Untersuchungen von Lloyd, Heydinger, Klassen und Roettig der Ansicht, daß infolge der Verlagerung des Herzens nach links bei der sagittalen Kompression der Brust Torsionen und Abscherungen an der Aorta auftreten, die als Ursache der Rupturen in Betracht kämen, wozu die Druckwelle des aus den torquierten Aortaabschnitten herausgepreßten Blutes eine beitragende Bedeutung habe.

Große Aufmerksamkeit hat die Ansicht von Zehnder gefunden, nach der jeder Aortaruptur an der klassischen Stelle eine Hyperflexion des Arcus aortae zugrundeliegen solle, wobei partielle Rupturen dicht unterhalb des Abganges der A. subclavia sin. an der Seite der größten Biegung im Bereich des Überganges vom Arcus aortae in die Aorta descendens zu suchen seien, d. h. im posteromedialen Teil der Gefäßcircumferenz. Es ist jedoch seit langem bekannt (STRASSMANN; PARMLEY, MATTINGLY, MANION und JAHNKE; GERBODE, BRAIMBRIDGE, OSBORN, HOOD und FRENCH), daß nicht der Bezirk unterhalb des Abganges der A. subclavia sin., sondern distal der Insertion des Lig. arteriosum hauptsächlich von Aortarupturen betroffen ist. Diese Rupturen — wenn es sich also nicht um vollständige Abrisse handelt — sind entsprechend der Lage der Insertion stets an der ventralen Seite der Circumferenz des Gefäßes gelegen, wie sich aus dem hier vorgelegten Material zeigt. Auch ABBOTT war dies bereits aufgefallen und er sah ebenso wie ORSÒS und HALLERMANN als Ursache für diese Lokalisation an, daß die Insertion des Lig. arteriosum eine schwache Stelle in der Aortawand darstelle.

TABBARA, PROTEAU, DUMONT und DÉROBERT haben besonders auf Grund einer bei einem Erhängungsfall beobachteten Aortaverletzung hervorgehoben, daß Zerrungen von den Halsweichteilen aus bedeutungsvoll für das Entstehen der Aortarupturen seien. Auch ZEHNDER hat dieser Zerrung eine beitragende Bedeutung zugesprochen.

LUNDEVALL meint bezüglich der Rupturen im Isthmusteil, daß verschiedene Faktoren bedeutungsvoll seien, dabei lokaler Druck und Zug aber auch Druckwellen des in der Aorta befindlichen Blutes (sog. waterhammer-Effekt).

ALDMAN hat schließlich am Schwein Versuche durchgeführt. Die Tiere wurden in Richtung ihrer Längsachse auf einem Schwingtisch hin- und herbewegt, wobei die Bewegungen von Herz und Aorta röntgenologisch registriert wurden. Bei kranial gerichteter Beschleunigung des Herzens wurde die linke A. subclavia in der Nähe ihres Abganges von der Aorta rechtwinklig abgebogen und bei der caudalwärts gerichteten Beschleunigung des Herzens gedehnt. ALDMAN hebt hervor, daß der Winkel zwischen A. subclavia sin. und Aorta der Sitz der Aortarupturen bei verunglückten Kraftfahrern sei.

Die hier in Kürze referierten hauptsächlichen Ansichten dürften recht wesentlich davon influiert worden sein, daß man bei einem Teil der Fälle mit Aortarupturen an der klassischen Stelle keine Thoraxverletzungen nachgewiesen hat. Verschiedene Autoren scheinen sich deshalb veranlaßt zu sehen, angenommenen Schleuderungen der intrathorakalen Weichteile bei der Deceleration bezüglich der Entstehung der Aortarupturen eine größere Bedeutung beimessen zu können, als den Verformungen dieses Gefäßes, die auf Grund einer eventuellen Thoraxdeformierung auftritt. Angaben über das Fehlen von Wirbel-, Rippen- und Sternumfrakturen bei derartigen Fällen muß jedoch mit großer Skepsis begegnet werden, da bekanntlich der röntgenologische Nachweis solcher Brüche — besonders wenn große intrathorakale Hämatome vorliegen — auf erhebliche Schwierigkeiten stößt (REYNOLDS und DAVIS). Erfahrungsgemäß werden auch bei der Sektion sehr häufig Frakturen und besonders Infraktionen des Thoraxskeletes nicht entdeckt, wenn nicht eine Maceration vorgenommen wird. Selbst wenn man dabei keine Frakturen oder Infraktionen nachweist, schließt das nicht aus, daß eine schwerste Thoraxdeformierung durch das Trauma hervorgerufen worden sein kann. Schon seit den Untersuchungen von REVENSTORF ist bekannt, daß die vordere Thoraxwand bei einer sagittalen Kompression bis zur Wirbelsäule eingebogen werden kann, ohne daß Frakturen aufzutreten brauchen.

Bei Insassen frontal zusammenstoßender Kraftfahrzeuge findet stets eine Gewalteinwirkung gegen die Vorderseite der Brust statt, wie die Sektionserfahrungen zeigen. Der geringe Widerstand, den der Brustkorb auf Grund seiner Elastizität gegenüber einem derartigen Trauma bietet, macht es von vornherein höchst unwahrscheinlich, daß in dem gegen sein Beharrungsvermögen komprimierten Thorax Raum für eine Schleuderung der intrathorakalen Weichteile nach vorn zur Verfügung steht.

Nach den hier vorgelegten Untersuchungen lassen sich für die Aortarupturen an klassischer Stelle folgende Ursachen annehmen:

a) Bei Gewalteinwirkungen von *vorn* (vgl. S. 34) ist das zu Aortarupturen führende Trauma bis auf seltene Ausnahmefälle (c, e) von *caudal-ventral* her gegen die untere Hälfte des Sternums gerichtet, das nach kraniodorsal eingebogen und vermutlich zur Gänze kranialwärts gegenüber der Wirbelsäule verschoben wird. Die mediastinalen Weichteile werden hierbei wahrscheinlich in den Aortabogen hineingepreßt, der gestreckt (Deflexion), komprimiert und zur Gänze kranialwärts verschoben wird (Schaufeleffekt). Dies ruft annehmbar eine axiale Zerrung am Übergang von Arcus aortae in die Aorta descendens hervor, die sich in erster Linie dicht unterhalb der Insertion des Lig. arteriosum an der Ventralseite der Aorta auswirkt, in seltenen Fällen aber auch dicht caudal des Abganges der linken A. subclavia. Zerrung der Halsweichteile in kranialer Richtung (Rückwärtsschleuderung des Kopfes) kann zum Entstehen der Ruptur beitragen (s. Fall 51), vermutlich aber auch die vom Trauma gegen den Thorax ausgelöste Verschiebung der Blutsäule in der Aorta (LUNDEVALL).

b) Eine Gewalteinwirkung von *links* oder *links-dorsal* gegen die linke Thoraxpartie bzw. Schulter (vgl. S. 57), die zu einer Verschiebung des Manubrium sterni nach rechts und etwas kranial führt und die sich daraus

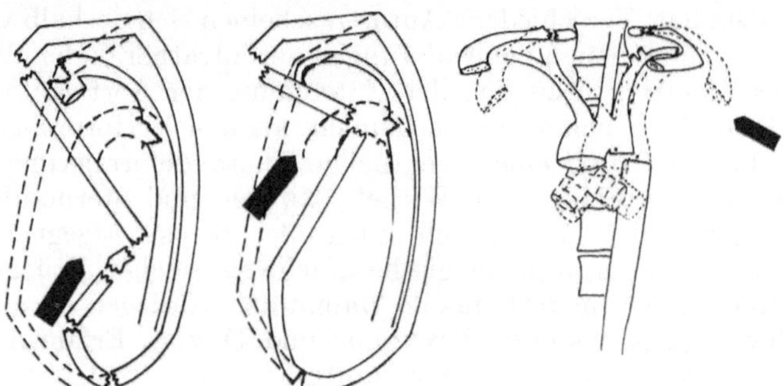

Abb. 42a—c. Annehmbare Biomechanik der Aortarupturen an klassischer Stelle und Aorta ascendens: Durch Gewalteinwirkung von caudal-ventral gegen a unteres Ende des Sternum, b dicht unterhalb Sternummitte, c durch Gewalteinwirkung von links gegen die linke Seitenpartie der Brust

ergebende Deformierung des Rahmens der oberen Thoraxapertur (Frakturen der 1. Rippen) kann wahrscheinlich zu einer nach rechts gerichteten Zerrung des Arcus aortae und des oberen Teils der Aorta descendens führen, die hauptsächlich über das Lig. arteriosum übertragen wird. Gleichzeitig kann die V. thoracica longit. acc. gestreckt werden und vermutlich von links her in die Aorta einschneiden. (Bei von BERBLINGER;

Eiseman und Rainer beschriebenen Fällen scheint es sich um Aortarupturen dieser Entstehung gehandelt zu haben.)

c) Durch *Einspießen von Rippenfragmenten* kann es zu Aortalacerationen im Isthmusbereich bei Gewalteinwirkungen von vorn oder von links gegen die Brust kommen (Fall 6, 38). Denkbar ist weiter, daß Aortarupturen an dieser Stelle infolge einer Quetschung zwischen der lokal imprimierten vorderen und der hinteren Thoraxwand eintreten können.

d) Aortarupturen können auch durch axiale Zerrungen oder Torsionen des Isthmus aortae oder durch Einspießen von Fragmenten oder Kanten der frakturierten oder luxierten 2. und 3. Brustwirbelkörper bei einer Hyperextension, Torsion oder Hyperflexion herbeigeführt werden, die sich im Bereich der genannten Wirbel auswirkt. Dies ist bereits von Thorén; Lawrence und Ehrenhaft erkannt worden.

e) In offenbar sehr seltenen Fällen kann durch eine hochgradige sagittale Kompression der kranialen Hälfte des Thorax bei gleichzeitigem Abriß des Truncus brachiocephalicus und Abrissen bzw. Rupturen der linken A. carotis comm. und der A. subclavia sin. eine Ruptur im ventralen und medialen Teil der Circumferenz der Aorta dicht kranial der Insertion des Lig. arteriosum verursacht werden (Fall 54).

Es muß besonders hervorgehoben werden, daß die Aortarupturen an der klassischen Stelle bei Insassen frontal zusammenprallender Kraftwagen in erster Linie nach der unter a) angenommenen Mechanik herbeigeführt werden. Der Arcus aortae wird dabei wahrscheinlich nicht, wie Zehnder meinte, hyperflektiert, sondern im Gegenteil gestreckt (deflektiert). Bei einer Hyperflexion des Aortabogens als Folge einer sagittalen Kompression der oberen Hälfte der Brust ist in erster Linie mit Abrissen und Rupturen der brachiocephalen Arterien zu rechnen, bevor eine Ruptur der Aorta kranial der Insertion des Lig. arteriosum eintritt. Hierzu sind jedoch beim Vorliegen einer gesunden Aorta extrem große Gewalten notwendig.

In diesem Zusammenhang sei auch erwähnt, daß nach geringfügigen Unfällen Rupturen einer pathologisch veränderten Aorta beobachtet worden sind, auf die besonders Hallermann aufmerksam gemacht hat. Andererseits gewinnt man aus dem hier vorgelegten Material den Eindruck, als ob besonders gesunde Hauptschlagadern der Gefahr von traumatischen Aortarupturen ausgesetzt sind.

Es sind einige Fälle bekanntgeworden, bei denen Aortarupturen durch Sturz auf dem flachen Rücken herbeigeführt wurden (Nissim; Rywlin und Rabinowicz; Busse; Steiner; Wilms). Zehnder nimmt dazu an, daß der Aortabogen „abbreche". Zu dieser Theorie läßt sich nicht Stellung nehmen, da bei solchen Stürzen ohne Maceration des Thoraxskelets nicht gesagt werden kann, auf welche Körperregion der Aufschlag erfolgt ist, falls in den von Zehnder aufgeführten Fällen überhaupt stets ein Fall auf den Rücken vorgelegen haben sollte.

b) *Aorta ascendens.* Rupturen der Aorta ascendens sind nach denen an der klassischen Stelle die häufigsten Aortaverletzungen (Strassmann; Parmley, Mattingly, Manion und Jahnke; Binet und Langlois; Derra, Baumgartl, Gremmel und Irmer). Sie können isoliert, aber auch gemeinsam mit anderen Aortaverletzungen auftreten und sind mitunter wahrscheinlich die Folge einer durch Einbiegung des unteren Teils der vorderen Thoraxwand bedingten Querstellung, kranialen Verschiebung und Rotation des Herzens und dadurch herbeigeführte Abknickung der Aorta ascendens nach links. Partielle Rupturen befinden sich an der rechten Seite der Gefäßcircumferenz. Diese Anschauung stimmt mit der von LUNDEVALL überein. Die Aorta ascendens kann auch abgerissen werden, wenn das Herz bei einer besonders hochgradigen sagittalen Kompression des Thorax maximal nach links caudal abgedrängt wird. In diesem Falle kann aber auch eine Abquetschung zwischen Sternum und Wirbelkörpern bei der extremen Thoraxkompression als Ursache für die Ruptur in Betracht kommen.

Fragmente des durch eine Impression frakturierten Sternum können die Aorta ascendens aufschlitzen (VERESS).

Wie bereits erwähnt, wurde in einem Fall einer querverlaufenden Intimaruptur der Aorta ascendens auf der linken Seite ihrer Circumferenz nach Trauma gegen die Mitte der linken Seitenpartie des Thorax beobachtet. Hierdurch war das Herz vermutlich vertikal gestellt und nach rechts gepreßt worden.

RÖSSLE und LETTERER haben die Schleuderung des Herzens bei plötzlich gehemmtem freien Fall für Zerrungen an der Aorta ascendens und damit für das Entstehen der Ruptur verantwortlich gemacht. Es ist fraglich, ob diese Ansicht richtig ist, weil es nach Fall aus großer Höhe (Flugzeugabstürze) meist nicht möglich ist zu sagen, welches oder welche Traumen auf den Körper eingewirkt haben (BARBER). Es kann in diesen Fällen durchaus auch eine der oben angegebenen Entstehungsweisen in Betracht kommen, zumal sich in den Fällen von RÖSSLE und LETTERER auch andere Brustverletzungen vorfanden.

Für Rupturen der Aorta ascendens ist von GERBODE, BRAIMBRIDGE, OSBORN, HOOD und FRENCH die Schleuderung des Herzens nach vorn bei der Deceleration angeschuldigt worden, was jedoch auf Grund der anatomischen Verhältnisse schwerlich vorstellbar ist.

c) *Arcus aortae.* Bezüglich der Rupturen des Arcus aortae ist denkbar, daß diese die Folge einer Hyperflexion dieses Gefäßteiles infolge einer gegen den obersten Teil des Sternum stattfindenden Gewalteinwirkung ist, auch wenn experimentell am Corpus mortuum keine derartige Verletzung erzeugt werden konnte. Auf die gleiche Mechanik sind, wie bereits erwähnt, Abrisse oder Rupturen in der Umgebung des Abganges des Truncus brachiocephalicus zurückzuführen. Derartige Abrisse sind von BINET und LANGLOIS; GONZALES, VANCE, HELPERN und UMBERGER; BINET, LANGLOIS, CORMIER und DE SAINT FLORENT aber auch FEUZ erwähnt worden. Der Truncus brachiocephalicus wird auch bei einer von caudo-ventral gegen die untere Hälfte der vorderen Thoraxwand einwirkenden Gewalt bei der sich daraus ergebenden Aortadeformierung gezerrt, was wahrscheinlich zu Rupturen in der Umgebung dessen Abganges führen kann.

d) *Aorta descendens.* Rupturen der Aorta descendens sind die Folge von Thoraxkompressionen, besonders wenn diese etwas schräg seitlich von der Sagittalrichtung abweichen. Dadurch wird das komprimierte Gefäß annehmbar seitlich der Wirbelsäule gepreßt und axial gezerrt. Derartige

Verletzungen finden sich häufig auch dann, wenn die Gewalteinwirkung von caudoventral gegen die untere Hälfte der vorderen Thoraxwand stattfindet. Als weitere Ursache kommen Zerrungen in Betracht, wie sie bei einer Hyperextension der Wirbelsäule mit oder ohne Verletzung derselben eintreten können. Schließlich sind Aortarupturen im Bereich der Aorta descendens als Folge einer Torsion von Wirbelkörpern oder durch das Einspießen von Knochenfragmenten der Wirbel möglich. Häufiger als vollständige Rupturen treten in der Aorta descendens Verletzungen der Intima oder Intima und Media auf (Heinrichs und Schwerd).

Unter Berücksichtigung der voranstehend geschilderten denkbaren Entstehungsweisen der Aortarupturen sind diese Verletzungen bei bestimmten Unfallsituationen bevorzugt zu erwarten. Das ergibt sich auch aus der Zusammenstellung der Befunde bei verunglückten Insassen von Kraftfahrzeugen (Tabelle 1).

Als frontale Zusammenstöße wurden dabei solche gewertet, bei denen die Frontpartie des Fahrzeugs Spuren eines Aufpralls zeigte, gleichgültig, ob dieser in Fahrtrichtung des Kraftwagens oder seitlich von dieser abweichend geschehen war. In sämtlichen Fällen handelte es sich um Personenkraftwagen oder Kleinlastwagen.

Die Gefahr für Rupturen der Aorta, hauptsächlich an der sog. klassischen Stelle, besteht in erster Linie für den Fahrer und den neben ihm sitzenden Beifahrer, in geringerem Maße für die auf den Rücksitzen befindlichen Personen bei frontalen Zusammenstößen. Nach ihrer Häufigkeit folgen Aortarupturen durch Gewalteinwirkungen von links, während bei einem Trauma gegen die rechte Seitenpartie des Fahrzeuges nur dann Aortarupturen bei den Insassen beobachtet wurden, wenn die Gewalten das Fahrzeug von vorn rechts getroffen hatten. Auffallend ist weiterhin die geringe Zahl der Aortaverletzungen in den Fällen, bei denen die Insassen durch sich öffnende Türen geschleudert wurden. Dies spricht dafür, daß in diesen Fällen das durch die Herausschleuderung erlittene Trauma viel hochgradiger war als bei dem primären Aufschlag des Körpers des Verunglückten gegen Karosserieteile im Inneren des Fahrzeuges.

Bis auf die auf S. 100 beschriebenen 6 Fälle, die in der Tabelle enthalten sind, war keiner der Verunglückten durch Sicherheitsgurte geschützt.

Für den Kliniker ergibt sich somit der Hinweis, daß in erster Linie dann mit Aortarupturen zu rechnen ist, wenn der verunglückte Insasse eines Kraftfahrzeuges nicht aus dem Fahrzeug geschleudert und einem frontalen Aufprall oder einem solchen von links ausgesetzt war.

II. Herzverletzungen

Das Herz wird vom Thorax durchaus nicht so geschützt, als daß bei stumpfen Gewalteinwirkungen gegen die Brustregion keine Verletzungen aufzutreten brauchten (Wilson). Sie kommen auch ohne Frakturen von Sternum, Rippen oder Wirbeln vor (Bright und Beck). Das Herz scheint allerdings erhebliche Traumen zu vertragen, ohne daß klinisch oder pathologisch-anatomisch Läsionen nachzuweisen sind (Beck). Allerdings können klinische Symptome von seiten des verletzten Herzens von denen anderer gleichzeitig aufgetretener Verletzungen überdeckt

Tabelle 1. *Häufigkeit der Aortarupturen bei 282 Insassen von Kraftwagen*

	Frontal					Von links		Von rechts		Überschlagen		Summe	
	Fahrer		Beifahrer										
	Nicht herausgeschleudert	Herausgeschleudert	Nicht herausgeschleudert Vordersitz	Nicht herausgeschleudert Rücksitz	Herausgeschleudert	Nicht herausgeschleud.	Herausgeschleudert	Nicht herausgeschleud.	Herausgeschleudert	Nicht herausgeschleud.	Herausgeschleudert	Nicht herausgeschleud.	Herausgeschleudert
Pars ascendens	4	—	1	1	—	—	—	—	—	—	—	6	—
Arcus	—	—	—	—	—	—	—	—	1	—	—	—	1
Klassische Stelle	21	1	11	1	—	8	3	1	1	2	—	44	5
Pars descendens	6	2	3	—	2	3	—	1	—	1	1	14	5
Ascendens und klassische Stelle	4	—	1	—	—	—	—	—	—	—	—	5	—
Ascendens und descendens	1	1	—	—	1	—	—	—	—	—	—	1	2
Klassische Stelle und descendens	5	—	4	—	—	3	—	—	—	—	—	12	—
Ascendens und klassische Stelle und descendens	2	—	1	1	—	—	—	—	—	—	—	4	—
Arcus und descendens	1	—	—	—	—	—	—	—	—	—	—	1	—
Summe	44	4	21	3	3	14	3	2	2	3	1	87	13
Gesamtzahl der Fälle	89	21	42	8	15	33	24	9	11	14	16	195	87

werden (BECK, WEIGL). Entgegen den Ausführungen SCHRÖDERs muß hervorgehoben werden, daß besonders der präcordiale Bezirk des Thorax gegenüber stumpfen Gewalteinwirkungen einen nur unbedeutenden Widerstand entgegenzusetzen vermag.

Es lassen sich, wenn man von direkten Verletzungen durch in das Herz eindringende körperfremde Gegenstände absieht (Pfählung, Schuß, Stich), solche mit und ohne Substanzschädigungen des Herzens unterscheiden (BAUMGARTL u. DERRA). Dabei hat seit RIEDINGER und den Untersuchungen von KÜLBS; SCHLOMKA; BECK; KISSANE, FIDLER und KOONS das Bild der Commotio cordis (= concussio cordis) ein besonderes Interesse gefunden. Es handelt sich dabei um klinisch nachweisbare, schwerste cardiale Funktionsstörungen, denen nach der Definition von SCHLOMKA kein anatomisch faßbares Substrat zugrunde liegen soll. In einem Teil dieser Fälle sind akute Herzdilatationen beobachtet worden, die in einem von ISFORT beschriebenen Fall nach operativer Eröffnung des unversehrten Pericards sofort zurückging. ISFORT nimmt an, daß der nicht verletzte Herzbeutel einen strangulierenden Effekt auf das Herz ausüben könne. Besonders wenn eine Pericardruptur vorliegt, kann das durch einen solchen Defekt hindurch luxierte Herz stranguliert werden, was zum plötzlichen Tod führen kann (KISSANE). Die Luxation geschieht im allgemeinen in eine Pleurahöhle hinein, in seltenen Fällen aber auch durch das zerfetzte Diaphragma in die Bauchhöhle (KUBO). Als Zeichen der der Commotio cordis zugrunde liegenden Durchblutungsstörung können mitunter Myocardnekrosen nachgewiesen werden, die später infolge der Myomalacie zur Wandruptur führen können. Die erste diesbezügliche Beobachtung ist bereits 1764 von AKENSIDE mitgeteilt worden. Bezüglich der Myocardnekrosen ist es natürlich nachträglich sehr schwer zu sagen — besonders wenn der Patient eine längere Zeit überlebt hat —, ob die Veränderungen wirklich auf eine Zirkulationsstörung zurückzuführen sind (VEITH), oder ob primär eine lokale traumatische Läsion des Myocards zugrunde gelegen hat, wie sie bei der internen (blutigen) Herzmassage (ADEBAHR) geläufig ist und im vorliegenden Material auch bei Herzkompressionen nachgewiesen werden konnte. Es handelt sich dabei um Veränderungen, die sich besonders leicht mit der PTAH-Färbung nach Mallory (VOIGT) in Form von Verdichtungen und Auflockerungen oder einem Verlust der normalen Querstreifung der Muskelzellen darstellen lassen. Makroskopisch imponieren häufig subepicardiale und kleine Myocardblutungen. Da sich die Commotio cordis von der Contusio cordis klinisch kaum abgrenzen läßt, ist vorgeschlagen worden, einfach von traumatischen Herzschäden zu sprechen (WEIGL).

Mitunter sieht man in derartigen Fällen auch subendocardiale Blutungen. Bezüglich dieser, aber auch kleinerer mikroskopisch nachweisbarer, herdförmiger Myocardläsionen verdient hervorgehoben zu werden, daß sie bei Todesfällen nach Trauma nicht stets durch eine Gewalteinwirkung gegen das Herz ausgelöst zu sein brauchen, sondern sie können auf eine Hirnverletzung zurückzuführen sein (EICHBAUM). Die sehr häufigen encephalogen hervorgerufenen subendocardialen Blutungen treten bekanntlich im Bereich des Septums im linken Ventrikel auf.

Über die Commotio cordis findet sich ein recht umfängliches Schrifttum, das besonders von DERRA sowie BAUMGARTL und DERRA zusammengefaßt worden ist. Dabei ist (WARBURG und BOAS) die Möglichkeit der traumatisch bedingten Coronarthrombose herausgestellt worden, die aber wohl selten eintritt, außer bei einer bereits bestehenden Coronarerkrankung (PARMLEY, MANION und MATTINGLY).

Bezüglich der Herzverletzungen mit Substanzschädigungen lassen sich vollständige und partielle Rupturen unterscheiden, wobei erstere, soweit sie nicht das Vorhofs- oder Kammerseptum betreffen, bei nicht verletztem Herzbeutel zur Herztamponade oder bei gleichzeitig vorliegenden Herzbeutelrupturen zur Verblutung in die Pleura führen können. Die Verletzungen können die Wandung beider Ventrikel oder Vorhöfe betreffen, wobei sie bevorzugt im rechten Atrium zu beobachten sind (BAUMGARTL und DERRA). Von besonderem klinischen Interesse sind heute die zwar seltenen Ventrikelseptumrupturen geworden (BERMAN, ROOK, BRONSTHER und ABRAMS; DUNSETH und FERGUSON), deren klinische Diagnostik mit der Einführung der Herzkathederisierung erheblich erleichtert worden ist (GUILFOIL und DOYLE; POLLOCK, MARKELZ und SHUEY; INKLEY und BARRY).

Über die Häufigkeit der Herzverletzungen liegen unterschiedliche Angaben vor, was natürlich ganz von der Art des den verschiedenen Untersuchern zur Verfügung stehenden Materials abhängt. URBACH hat bei 1000 Fällen mit Brustquetschungen bei 18,5% Herzverletzungen nachgewiesen. Im gerichtsärztlichen Untersuchungsgut HALLERMANNs fanden sich bei 467 Fällen mit stumpfen Brusttraumen bei 26,5% Herzverletzungen. MEESSEN fand bei 354 Unfallsektionen bei nicht ganz 6% Herzläsionen. ROSENKRANZ und FRITZE sprechen von 3,5% traumatischen Herzverletzungen bei 450 Fällen mit Brustverletzungen. Aus diesen Übersichten läßt sich jedoch kein Einblick darin erhalten, welches Trauma für die Läsionen verantwortlich ist bzw. bei welchen Unfallsituationen in erster Linie mit Herzverletzungen zu rechnen ist.

Bezüglich der Ursachen der Herzrupturen meint BECK, daß hierfür das Eindringen des frakturierten Sternum oder der Bruchenden von Rippen in Frage komme, aber auch Kontusionen oder Kompressionen des Herzens zwischen Sternum und Wirbelsäule. Auch als Folge plötzlicher Kompressionen der unteren Extremitäten und des Abdomens sowie bei Lacerationen der Thoraxeingeweide wie beim Sturz aus der Höhe sollen Herzrupturen eintreten. PARMLEY, MANION und MATTINGLY haben auch Schleuderungen des Herzens bei der Deceleration (v. ALBERTINI; RÖSSLE) sowie Druckwellen bei Explosionen für das Entstehen derartiger Verletzungen angeschuldigt.

Die Ansicht, daß Herzrupturen durch plötzliche intracardiale Blutdrucksteigerung durch Kompression der unteren Extremitäten und des Bauches (KELLERT; BECK und BRIGHT; PARMLEY, MANION und MATTINGLY) hervorgerufen werden können, muß jedoch bezweifelt werden, nachdem BECK bei experimentellen Kompressionen von Abdomen und Beinen beim Hund keine anatomisch nachweisbaren Herzverletzungen erhalten hat. Auch HELPERN und SCHWARTZ lehnen diese Theorie ab.

Es kann dagegen keinem Zweifel unterliegen, daß Herzrupturen besonders die Folge von Thoraxkompressionen sind, wobei die Brust zwischen zwei Gegenständen geklemmt oder aber die vis a tergo gegenüber dem Trauma vom Beharrungsvermögen der der Einwirkungsstelle desselben gegenüberliegenden Partie des menschlichen Körpers dargestellt wird. Es fragt sich jedoch, wie dabei im einzelnen die cardialen Läsionen entstehen. Man nimmt an, daß es sich um die Folge von Quetschungen zwischen imprimierter vorderer Brustwand und der Wirbelsäule oder um ein Platzen der Herzwandung infolge des sich aus komprimierten Herzabschnitten schlagartig nach allen Seiten verteilenden Blutes handelt. Letzteres wird besonders für Rupturen des Kammerseptums (KISSANE; POLLOCK, MARKELZ und SHUEY), der Herzspitze, Herzohrspitze und Anfangsteil der großen Gefäße verantwortlich gemacht (REVENSTORF). JAFFÉ und STERNBERG sowie URBACH meinen dazu, daß nur ein kleiner Teil der Herzrupturen auf die Berstung zurückzuführen sei, in URBACHs Material von 185 Herzverletzungen nach Brustquetschungen bei nur etwa 12% der Fälle. REVENSTORF hat nach seinen Beobachtungen bei Kompressionsversuchen an Leichen besonders hervorgehoben, daß als

Folge der dabei auftretenden Verlagerung des Herzens Zerrungen auftreten, die die Rupturen herbeiführen.

Im Gegensatz zu den Mitteilungen von Parmley, Manion und Mattingly sowie Schweitzer kann nach dem hier vorgelegten Untersuchungsgut nicht davon gesprochen werden, daß Ventrikelrupturen häufiger als Atriumrupturen sind. Ähnlich wie bezüglich der Aortaverletzungen werden bestimmte Bezirke des Herzens in Abhängigkeit von der Art des Traumas bevorzugt lädiert. Der Locus electus (J. Voigt) befindet sich am Herzen an der Mündung der V. cava inf. und im Bereich des Vorhofsseptums im rechten Atrium. Dies ist auch J. Voigt aufgefallen, der bei 357 obduzierten Fällen von stumpfen Brustverletzungen bei 83% Verletzungen des rechten Atriums registrieren konnte.

Die leichtesten Läsionen sind hierbei subepicardiale Blutungen ventral der Mündung der V. cava inf., es kann sich aber auch um kleinere Rupturen mit oder ohne Zerfetzung des Epicardes oder vollständige Abrisse des Gefäßes handeln. Die Verletzungen sind, wie sich aus den Versuchen am Corpus mortuum herleiten läßt, die Folge einer Zerrung infolge Verlagerung des Herzens nach der Seite, meist nach links caudal oder kranial. Auf der gleichen Ursache beruhen Rupturen des Atriumseptums, die entweder als Endo- und Myocardrisse nur im rechten Vorhof nachzuweisen sind oder aber die Scheidewand perforieren. Verletzungen an der Mündung der V. cava inf. und im Atriumseptum finden sich sehr häufig nach Trauma gegen die untere Hälfte des Sternum und besonders bei Insassen von Kraftfahrzeugen, die frontal angeprallt waren (Aufschlag auf Lenkung oder Armaturenbrett) (Fall 8, 9, 10, 11, 12, 13, 14, 15, 21, 23, 25, 28, 31, 43, 44 und 45). Derartige Rupturen treten auch bei sagittalen Thoraxkompressionen (Fall 2, 4 und 54) oder als Folge von Gewalteinwirkungen gegen den Rücken mit Hyperextensionen der Wirbelsäule auf (Fall 52). Seltener sind sie zu beobachten, wenn es zu einer seitlichen Verlagerung des Herzens infolge einer von der Seite gegen die laterale (hauptsächlich linke) Thoraxpartie einwirkenden Gewalt gekommen war (Fall 32, 33, 34 und 37). Als reine Zerrungsverletzung ist weiterhin die Ruptur der Wand des rechten Atriums (Fall 7, 20 und 52) anzusehen, die auf der rechten Seite die V. cava sup. mit der V. cava inf. verbindet. In diesen Fällen wurde das Herz durch die Thoraxkompression wahrscheinlich gewaltsam nach links abgedrängt.

Zerrungsrupturen sind vermutlich solche dicht unterhalb der Aortaklappen (Fall 29) im Bereich des Kammerseptums, indem der Kammerteil des Herzens bei einer ventrodorsalen Kompression der Brust gewaltsam nach links und caudal gedrückt wird. Auch Risse der A. oder V. pulmonalis in den Herzbeutel hinein sind im allgemeinen die Folge von traumatisch bedingten Dislokationen des Herzens.

Als Zerrungsverletzungen sind auch Abrisse des Herzens von caudal her sowohl von der V. cava inf. als auch der A. und V. pulm. aufzufassen, wenn es von dem unteren nach kraniodorsal eingebogenen Ende des Sternum erfaßt und kranialwärts verschoben und quergestellt worden war (Fall 11).

Wie sich erkennen läßt, sind die Zerrungsrupturen hauptsächlich im Bereich der wenig widerstandsfähigen, caudalen Verankerung des Herzens (V. cava inf., Atriumseptum) zu beobachten. Das erklärt sich daraus, daß der Ventrikelteil des Herzens, nur etwas gehemmt vom Herzbeutel, bei einer Deformierung der unteren Hälfte des Thorax leicht seitlich oder kranialwärts dislociert werden kann. Selten sind Zerrungsverletzungen im Bereich der kranialen Befestigung des Herzens, was aus den anatomischen Gegebenheiten verständlich ist (kurze, weniger deformierbare Rippen, geringerer Raum für Dislokationen der intrathorakalen Organe, widerstandsfähigere Verankerung des Herzens als caudal). Eher wird die Aorta ascendens verletzt, so, wenn das Herz von dem deformierten Thorax kranialwärts oder nach lateral-caudal disolciert wird.

Schwieriger sind quer zur Herzachse verlaufende Septumrupturen im linken Ventrikel (Fall 19) zu erklären. Sie sind experimentell am Corpus mortuum durch sagittale Kompression der Brust erzeugt worden. Dies macht es unwahrscheinlich, daß es sich um eine hydrodynamisch bedingte (Blut) Platzruptur handelt. Viel eher dürfte die Verletzung durch Verbiegung des Septums (Auseinanderbrechen) (Beck) durch Deformierung des Herzens infolge Druck gegen den sich wie einem Membran spannenden Herzbeutel entstehen. Das gleiche scheint auch bei gelegentlich zu beobachtenden Rupturen der Papillarmuskeln vorzuliegen. Szakacs meint, daß die Papillarmuskeln ähnlich wie die Herzklappen durch das im komprimierten Herzen befindliche Blut gesprengt werden könnten. Ob ein Teil der Rupturen im Sulcus interventricularis ant. (bei unversehrtem Herzbeutel) auf eine Deformierung des Herzens oder eine reine Quetschung zwischen vorderer und hinterer Brustwand zurückzuführen ist, kann nicht entschieden werden.

Bei den experimentellen Untersuchungen hat sich nun eine weitere, bislang nicht beachtete Entstehungsweise von Herzrupturen erkennen lassen. Es handelt sich dabei um die Folge des Einschneidens der Kanten von Herzbeutelrissen in das luxierte Herz. Bedeutungsvoll ist dabei nicht selten der linke N. phrenicus, der häufig die vordere Kante einer linksseitigen Pericardruptur darstellt (Peter) oder hier ganz aus der Umgebung herausgerissen sein kann. Durch das Einschneiden können Teile der Ventrikel von ventral her förmlich abgetrennt, aber wahrscheinlich auch Verletzungen des linken Atriums und der Dorsalseite des Ventrikelteils (Einschneiden von dorsal her) herbeigeführt werden. Ein Teil der Rupturen im Sulcus interventricularis ant. ist vermutlich auf die gleiche Ursache zurückzuführen. Dies kommt sowohl bei rechts- als auch linksseitigen Herzbeutelrupturen vor.

Die eben geschilderte Art von Herzverletzungen ist nicht ungewöhnlich, allerdings kommt der Patient nur selten lebend dem Kliniker zu Gesicht. Inwieweit es möglich ist, daß das Einschneiden einer Rupturkante des Herzbeutels in das Cor nicht sofort bei dem Unfall, sondern erst später geschieht, bedarf weiterer Beobachtungen.

Allgemein bekannt (Beck; Lasky und Davis) ist die Möglichkeit der Entstehung von Herzverletzungen durch einspießende Sternum- oder

Rippenfragmente. Handelt es sich um einen an der Innenseite klaffenden Bruch des Sternum, können Teile der rechten Kammerwand oder des Atriums, wie von einem Greifer erfaßt, beim Zurückfedern des Sternum förmlich aus dem Herzen herausgerissen werden.

Reine Platzrupturen wird man nur für solche der Herzspitze (soweit keine Herzbeutelverletzung das Einschneiden einer Rupturkante wahrscheinlich macht) und der Herzohren anerkennen können, zumal bei den hier durchgeführten Experimenten an der Leiche bei statischer Belastung die wesentlichsten anderen Rupturen reproduziert werden konnten. Bei diesen Versuchen kann der hydrodynamische Druck des im komprimierten Herzen befindlichen Blutes kaum eine Bedeutung für das Zustandekommen der Verletzungen gehabt haben.

Traumatische Rupturen der Herzklappen haben das Interesse zahlreicher Verfasser gefunden (Baumgartl und Derra). In sehr seltenen Fällen treten sie isoliert auf, sonst sind sie meist mit anderen Herzverletzungen kombiniert (Schweitzer; Gregersen und Nielsen; u. a.). Die leichteste Form der Klappenläsion sind blutige Infiltrationen, die seit Riedinger; Ebbinghaus und Lesser bekannt sind und von Külbs experimentell durch Schläge mit einem Fleischklopfer gegen die Herzspitze bei Hunden besonders an der Valv. mitralis, aber auch an den anderen Klappen erzeugt werden konnten. Klappenrupturen sind selten, wie sich aus dem eigenen Material ergibt. Schweitzer meint zwar, daß sie in etwa 10% eines Materials von stumpfen Herzverletzungen meist gleichzeitig mit Myocardrupturen vorkommen, doch hat er in einer späteren Mitteilung Klappenverletzungen bei nur etwa 3% solcher Fälle registriert. Am häufigsten sollen die Aortenklappen (Barber), danach Mitral-, Tricuspidal- und Pulmonalklappen verletzt sein (Livierato; Dreyfus; Adam und Briel). Man nimmt seit Barié; Sinnhuber und Thorel im allgemeinen an, daß die Rupturen durch das entgegen den geschlossenen Klappen plötzlich aus komprimierten Gefäß- (Aorta- und Pulmonalklappen) oder Herzabschnitten (Mitral- und Tricuspidalklappen) anfließende Blut durch Zerrung hervorgerufen werden (Tretzel; Berblinger; Howard; Kissane, Koons und Fidler; Hallermann).

Abgesehen von gelegentlichen Papillarmuskelabrissen gemeinsam mit anderen Herzverletzungen wurde in dem gesamten untersuchten Material nur einmal eine traumatische Fensterbildung einer Aortenklappe beobachtet.

Traumatische Rupturen der Coronararterien sind sehr selten und treten offenbar auch nicht als isolierte Verletzungen auf (Helpern).

Ähnlich wie bezüglich der Aortaverletzungen kommen bei bestimmten Traumen gegen die Brust bevorzugt Herzrupturen vor, was sich aus der Zusammenstellung dieser Verletzungen bei verunglückten Insassen von Kraftfahrzeugen ergibt (Tabelle 2). Wie nicht anders zu erwarten, sind besonders die Insassen frontal zusammenstoßender Fahrzeuge gefährdet und hier in erster Linie die Fahrer. Die Läsionen finden sich hauptsächlich am rechten Atrium und hier an der Mündung der V. cava inf. Ähnlich wie bei den Aortaverletzungen ist die geringe Anzahl von Herzverletzungen bei aus dem Fahrzeug Herausgeschleuderten auffallend.

III. Pericardverletzungen

Pericardverletzungen können als Folge von stumpfen Traumen gegen die Brust auftreten, ohne daß das Herz verletzt ist. Umgekehrt kann es zu Herzbeutelverletzungen ohne Herzverletzungen kommen. Es sind weiterhin Rupturen des Pericardes mit oder ohne Verletzung der anliegenden Pleura oder des Diaphragmas möglich. Pericardrupturen finden

Tabelle 2. *Häufigkeit der Herz- und Pericardrupturen bei 282 Insassen von Kraftwagen. In () sind die Fälle angegeben, bei denen am Herzen die entsprechende Verletzung isoliert aufgetreten ist. Es ist weiterhin die Anzahl der Fälle aufgeführt, bei denen Herz- (meist rechtes Atrium) und Aortarupturen gleichzeitig vorhanden waren*

	Frontal				Von links		Von rechts		Überschlagen		Summe	
	Fahrer		Beifahrer									
	Nicht herausgeschleudert	Herausgeschleudert	Nicht herausgeschleudert	Herausgeschleudert	Nicht herausgeschleudert	Herausgeschleudert	Nicht herausgeschleudert	Herausgeschleudert	Nicht herausgeschleudert	Herausgeschleudert	Nicht herausgeschleudert	Herausgeschleudert
Rechtes Atrium und V. cava inf.	32 (7)	3	9 (4)	1	3 (1)	2 (2)	1	—	—	—	45 (12)	6 (2)
Linkes Atrium	4	1	2	1	—	—	—	—	—	—	6	2
Rechter Ventrikel	18 (3)	1	7 (3)	3 (2)	2 (1)	2 (2)	—	1	1 (1)	1	28 (8)	8 (4)
Linker Ventrikel	7	2	7 (2)	1	2	—	—	—	1	—	17 (2)	3
Perforation Ventr.-Sept.	4	—	—	—	1	—	—	—	—	—	5	—
Pericard	28 (5)	2	10 (4)	3 (3)	6 (5)	2 (2)	1 (1)	1	1 (1)	—	46 (16)	8 (5)
Anzahl Fälle mit Herz- oder Pericardrupturen	50	4	21	6	11	7	3	1	3	1	88	19
Anzahl Fälle mit Herz- u. Aortarupturen	32	3	18	3	7	2	1	—	2	1	60	9
Gesamtanzahl der Fälle	89	21	50	15	33	24	9	11	14	16	195	87

sich in erster Linie auf der linken oder rechten Seite, können aber auch in den dorsalen oder ventralen Partien und im Bereich der Facies diaphragmatica auftreten. Als Ursache für laterale Pericardrupturen wird die Zerreißung durch das anpressende Herz verantwortlich gemacht (ERCKLENTZ, PETER), wobei die Rupturen auf der linken Seite meist dorsal, mitunter aber auch ventral des fast stets unversehrten N. phrenicus verlaufen.

Wird das Herz von der von caudal eingebogenen vorderen Brustwand quergestellt und kranialwärts verschoben, treten mitunter Pericardrupturen in der Umgebung des Durchtrittes der Aorta auf.

Die Pericardrupturen können ventral in den lateralen Partien durch Zerrungen auftreten, die von zu Frakturen der naheliegenden Rippenknorpel führenden Gewalteinwirkungen ausgelöst werden. Gemeinsam damit sind auch Diaphragmazerfetzungen möglich. Ventrale Pericardrupturen sind stets die Folge des Eindringens von Sternumfragmenten, während dorsal gelegene Herzbeutelzerreißungen wahrscheinlich das Resultat caudokranial gerichteter Zerrungen ist (Verschiebung des Herzens nach kranial). Wie schon erwähnt, dürften Herzbeutelrupturen dann eine Bedeutung für das Entstehen von Herzverletzungen haben, wenn dieses luxiert.

Abrisse des Herzbeutels vom Sternum treten besonders als Folge der von caudoventral gegen die untere Hälfte des Sternums gerichteten Gewalten auf und finden sich hauptsächlich in der Umgebung von durch Ausbiegung entstandenen Sternumfrakturen (in Nähe der Symphysis sterni). Erwähnenswert sind weiter partielle Abrisse des Herzbeutels vom Sternum durch ein Trauma von der Seite gegen eine laterale Brustpartie und schließlich in der Umgebung von durch Einbiegung entstandenen Sternumfrakturen. Durch eine Gewalteinwirkung gegen die linke Seitenpartie der Brust kann der Herzbeutel von links vom Diaphragma abgelöst werden, wobei der N. phrenicus meist unversehrt bleibt.

IV. Verletzungen der Trachea und Hauptbronchi

Verletzungen der Trachea und der Hauptbronchi sind zwar selten, nehmen jedoch mit den Verkehrsunfällen zu. LLOYD, HEYDINGER, KLASSEN und ROETTIG haben 1958 116 Fälle von Rupturen der Hauptbronchi aus der Literatur gesammelt. Sie sind stets die Folge von Thoraxkompressionen oder -kontusionen (BAUMGARTL und DERRA). Dabei ist es allerdings fraglich, ob man bezüglich der thorakalen und intrathorakalen Verletzungen den Ausdruck „Kontusion" beibehalten soll, da jede Gewalteinwirkung gegen die Brustregion wegen des Beharrungsvermögens der dem Trauma gegenüberliegenden Partie eine Kompression mit sich führt. Nach LLOYD, HEYDINGER, KLASSEN und ROETTIG sind folgende Ansichten über die Entstehungsweise, besonders der Rupturen der Hauptbronchi, geäußert worden: 1. Explosion des Bronchialgewebes sekundär zu erhöhtem, endotrachealem Druck bei geschlossener Glottis zum Zeitpunkt des Unfalles; 2. Teilung des Bronchus durch scherende Gewalten, wenn das Sternum gegen die Wirbelsäule gepreßt wird; 3. Zertrümmerung des Bronchus zwischen Sternumrückwand und Wirbelsäule; 4. Auseinanderzerrung des Bronchus infolge einer lateralen Abdrängung der Lungen (bei der ventrodorsalen Kompression des Thorax verkleinert sich der sagittale Durchmesser, während der transversale zunimmt. Die Lungen werden durch den intrapleuralen negativen Druck an der Brustwand gehalten und somit nach lateral gezerrt); 5. Zerrung der Bronchi als Folge davon, daß die Lungen von dem eingebogenen Sternum und den mediastinalen Weichteilen wie von einem Keil auseinandergedrängt werden, 6. Laceration der Bronchi durch die scharfen Enden der frakturierten Rippen. Die genannten Verfasser haben experimentelle Untersuchungen am Hund zu diesem Problem vorgenommen und kommen danach zu dem Schlußsatz, daß eine Summe verschiedener Faktoren bei der anteroposterioren Kompression des Thorax bedeutungsvoll für die Entstehung der Rupturen seien. Dabei sind sowohl die seitliche Abdrängung der Lungen bei Abwesenheit eines Pneumothorax aber auch die Fixierung der Tracheabifurcation durch das imprimierte Sternum und die durch die Kompression verursachte Verschiebung des Herzens zu nennen.

Nachdem in den eigenen Versuchen am Corpus mortuum bei Brustkompressionen Rupturen der Hauptbronchi herbeigeführt werden konnten, erscheint es fraglich, ob der für die Rupturentstehung als wesentlich dargestellte Glottisschluß (Kronberger) so ausschlaggebend ist. Wesentlich ist, soweit es sich nicht um eine Verletzung durch einspießende Rippenfragmente handelt (Fall 6), die Annäherung des Sternums an die Wirbelsäule, die, wie bereits betont, besonders bei Jugendlichen ohne Rippenfrakturen geschehen kann. Abrisse der Trachea dicht oberhalb der Bifurcation können wahrscheinlich durch Quetschung zwischen Sternum und Wirbelsäule und gleichzeitige seitliche Verschiebung des gesamten unteren Mediastinums eintreten (Fall 54).

V. Lungenverletzungen

Man unterscheidet direkte von indirekten Lungenverletzungen, wobei erstere durch eindringende, körperfremde Gegenstände herbeigeführt werden (Krauss). Bezüglich der hier interessierenden indirekten Verletzungen lassen sich solche mit makroskopisch nachweisbaren Parenchymzerreißungen, mit oder ohne Verletzung des Pleuraüberzuges, von solchen Lungenläsionen unterscheiden, bei denen man bei der Sektion keine Zerfetzung des Lungenparenchyms feststellen kann.

Das zu einer Parenchymruptur führende Trauma gibt stets zu einer erheblichen Thoraxdeformierung Anlaß, ohne daß dabei allerdings immer Rippen-, Sternum- oder Wirbelfrakturen oder -luxationen aufzutreten brauchen. Die wesentlichste Ursache für die genannten Lungenverletzungen ist vermutlich Quetschung zwischen sich nähernde Thoraxabschnitte und dadurch herbeigeführte Zerrungen des Lungengewebes. Für das Zustandekommen der Ruptur scheint der Druck der in der Lunge befindlichen, komprimierten Luft bedeutungsvoll zu sein (Krauss), die das Parenchym sprengt. Zerrungen dürften besonders für das Entstehen der Rupturen in der Nähe der Lungenwurzeln ausschlaggebend sein, die bei ventro-dorsalen Thoraxkompressionen zu beobachten sind, aber auch für häufig auftretende Verletzungen in den interlobären Spalten, die die Folge einer Verschiebung der Lungenlappen gegeneinander sein dürften. Die Lungenrupturen können in sämtlichen Lungenlappen zentral auftreten und sind hier nicht selten spaltförmig, finden sich aber auch in der Peripherie und können hier durch Ablederungen der unversehrten Pleura gekennzeichnet sein.

Zu den häufigsten Lungenverletzungen gehören solche, die durch Einspießen der Bruchenden von Rippenfragmenten hervorgerufen werden. Damit ist bei jeder durch Einbiegung entstandenen Rippenfraktur zu rechnen, besonders bei paravertebralen Brüchen, die durch ventrodorsale Kompression des Thorax entstehen. Liegt in solchen Fällen keine makroskopisch nachweisbare Zerfetzung von Pleura und Lungenparenchym vor, findet man fast stets eine Kontusion, die sich durch subpleurale Parenchymblutungen auszeichnet, die häufig konfluieren und zu großen, vertikalen, streifenförmigen Blutungen an der Dorsalseite der Lungen Anlaß geben können. Die Gefahren der Lungenrupturen sind allgemein bekannt.

Geringere Aufmerksamkeit haben Lungenkontusionen ohne makroskopisch nachweisbare Zerfetzungen gefunden (ALFANO und HALE). Diese sind durch einzelne oder multiple Blutungsherde und Ödeme gekennzeichnet, oder es finden sich ausgedehnte Blutungsbezirke und mikroskopisch nachweisbare Alveolarrupturen, aber auch interstitielle Blutungen in der Umgebung von Blutgefäßen. Derartige Lungenkontusionen wurden besonders während des Krieges häufig beobachtet und sind als „blast injuries“ bekanntgeworden (ZUCKERMAN; SEALY). HAMIT nimmt an, daß es besonders dann zu derartigen Verletzungen komme, wenn die Druckwogen quer durch den Thorax verlaufen, was zu Zerrungen der Alveolen und Pulmonalvenen führe und damit zu interstitiellen Blutungen und Ödemen. Die gleiche Entstehungsursache soll für die in Friedenszeiten zu beobachtenden Lungenkontusionen in Betracht kommen. Diese sind nicht immer sofort nach dem Trauma nachzuweisen, sondern die klinischen Erscheinungen können mitunter erst mehrere Stunden danach auftreten.

Die richtige Bewertung von nachgewiesenen Erythrocyten in den Lungenalveolen am Sektionsmaterial trifft jedoch nicht selten auf gewisse Schwierigkeiten, besonders wenn die Sektion erst längere Zeit nach eingetretenem Tod durchgeführt worden ist, da erfahrungsgemäß dann auch bei plötzlichen, nichttraumatischen Todesfällen mitunter Blut besonders in Alveolen in decliven Lungenpartien vorkommen kann. Es kann aber nicht dem geringsten Zweifel unterliegen, daß Lungenblutungen als Folge von Quetschungen des Parenchyms sehr häufig bei Thoraxkompressionen auftreten, ohne daß Zerfetzungen bei der Sektion nachgewiesen werden können. Es ist nicht ausgeschlossen, daß die Blutungen auch die Folge von Kompressionen des Herzens sein können, indem das Blut aus diesem plötzlich in die Lungen hineingeschleudert wird und zu einer akuten Dilatation und zu Rupturen der intrapulmonalen Gefäße Anlaß geben kann. Untersuchungen hierüber sind erforderlich.

Die Möglichkeiten für eine erfolgreiche Behandlung der intrathorakalen Verletzungen sind mit den Fortschritten der Thoraxchirurgie und Anesthesiologie während der letzten Jahre ganz erheblich gestiegen. Voraussetzung für einen Erfolg besonders bezüglich der Herz- und Aortaverletzungen ist natürlich, daß die richtige Diagnose rechtzeitig gestellt wird und die Möglichkeit für einen eventuellen großen chirurgischen Eingriff überhaupt vorhanden ist, womit bezüglich der Behandlung der Aortarupturen außerhalb einer thoraxchirurgischen Klinik nicht gerechnet werden kann.

Wenn man die Erfahrungen berücksichtigt, die man bei der Bearbeitung eines traumatologischen Sektionsmaterials sammeln kann, ist es sehr wesentlich, daß sich auch der Chirurg Aufschluß über den Unfallhergang verschafft. Der wichtigste Helfer ist hier die Polizei und das Krankenwagenpersonal, das den Verunglückten vom Unfallplatz abtransportiert hat und sich dabei im allgemeinen sehr schnell die erforderliche Aufklärung verschaffen kann und dies in der Praxis erfahrungsgemäß auch tut. Bevor man mit der Sektion beginnt, genügt es häufig, zumindest zu wissen, ob es sich z. B. um den Fahrer oder Beifahrer eines Personenkraftwagens gehandelt hat, der frontal zusammengestoßen war oder von links oder rechts gerammt wurde, und ob der Verunglückte aus dem Fahrzeug geschleudert worden war, um bei der Betrachtung der äußeren Beschädigungen häufig etwa voraussagen zu können, welche inneren Verletzungen zu erwarten sind. Die Aussagemöglichkeit wird dann noch bedeutend sicherer, wenn man die wesentlichsten Thoraxverletzungen an der vorderen Brustwand beurteilen kann. Für die Vermutungsdiagnose einer traumatischen Aortaruptur ist besonders zu beachten, ob sich bei den Insassen frontal zusammengestoßener Kraftwagen Hautabschürfungen oder Hämatome über der unteren Hälfte der vorderen Brustwand und eine an der Ventralseite ausbiegende Querfraktur des Sternum in der Umgebung der Symphysis sterni vorliegt. Zumindest an der Leiche kann man hierüber durch manuellen, kraniodorsal gerichteten Druck gegen das caudale Ende des Sternum eine Aufklärung erhalten: die Gegend der Symphisis sterni wölbt sich dabei etwas nach ventral vor. Bei der Röntgenuntersuchung ist besonders auf transversale Frakturen im Bereich der 1. bis 3. Rippen zu achten. Läßt sich aus der Unfallsituation (in das Fahrzeug eingeschobene Lenksäule) und Hämatomen oder Hautabschürfungen über dem kranialen Drittel des Sternum erkennen, daß die Gewalteinwirkung hier stattgefunden hat, ist mit einer Ruptur der brachiocephalen Arterien, in erster Linie des Truncus brachiocephalicus oder eventuell des Arcus aortae zu rechnen. Diese Rupturen lassen sich klinisch schwerlich von Aortarupturen an der klassischen Stelle unterscheiden, wie ein von DAHLBÄCK beobachteter Fall von Abriß des Truncus brachiocephalicus zeigt. Bei sämtlichen Gewalteinwirkungen gegen die Brustvorderwand muß an Verletzungen in der Umgebung der Mündung der V. cava inf. gedacht werden.

Handelt es sich um eine Gewalteinwirkung von links gegen die Brustregion, die über den Oberarm übertragen sein kann, liegt der Verdacht auf eine Aortaruptur an der klassischen Stelle besonders dann vor, wenn Frakturen der beiden 1. Rippen, paravertebrale Serienfrakturen der linken Rippen und Frakturen der linken (hauptsächlich mittleren) Rippen etwa im Bereich der mittleren Axillarlinie bestehen. Bei

Gewalteinwirkungen von links dorsal gegen die linke Schulter oder die Außenseite des Schultergelenkes ist weiterhin an eine Ruptur der linken A. subclavia, V. subclavia und mit diesen verbundenen Gefäßen zu rechnen, besonders wenn eine Fraktur der 1. linken Rippe nachzuweisen ist. Die arteriellen Rupturen können zu großen retropleuralen Blutungen Anlaß geben, die, wie ein kürzlich beobachteter Fall zeigt, mitunter erst nach Stunden in die linke Pleura durchzubrechen brauchen. Blutdruckmessungen am linken und rechten Arm beim Lebenden sind wesentlich für die Diagnose (DAHLBÄCK).

Bei Gewalteinwirkungen von rechts gegen die rechte Seitenpartie des Thorax treten im allgemeinen keine Aortarupturen an der klassischen Stelle auf, es sei denn, es liegen Torsionsfrakturen der oberen Brustwirbel vor. Im übrigen muß bei Frakturen oder Luxationen des 2. bis 4. Brustwirbels stets an die Möglichkeit einer traumatischen Aortaruptur an der klassischen Stelle gedacht werden.

Wesentlich ist weiterhin, daß bei jeder Leberruptur oder Zerfetzung des Lig. falciforme gleichzeitig an eine Verletzung im Bereich der Mündung der V. cava inf. vorliegen kann.

Auch in Zukunft können größere Herz- und Aortarupturen mit davon verursachter Herztamponade oder sofortiger großer Blutungen in die Pleura nicht gerettet werden, da diese Fälle zu spät in ärztliche Behandlung kommen. Dazu gehören besonders Aortalacerationen infolge einspießender Rippenfragmente.

Damit gilt es, die Bemühungen in erster Linie auf die Verhütung derartiger Verletzungen einzurichten. Wenn es den Schutz der Insassen von Kraftfahrzeugen gilt, muß man sich an den Kraftfahrzeugkonstrukteur wenden.

Beobachtungen zur sog. inneren Sicherheit von Personenkraftwagen

Nach dem Ergebnis der vorliegenden Untersuchung ist folgendes für die Entstehung bzw. Verhinderung schwerer Verletzungen des Thorax und der intrathorakalen Organe wesentlich:

a) *Sicherheitsgurte.* Die Sicherheitsgurte sind ohne Zweifel der beste Schutz bei frontalen Zusammenstößen oder beim Überschlagen des Fahrzeuges. Sie verhindern nicht nur, daß die Insassen von ihrem Sitz weg gegen Karosserieteile geschleudert werden, sondern sie sind gleichzeitig die Voraussetzung dafür, daß sich bei frontalen Zusammenstößen ein sog. Polstereffekt durch Demolierung der Karosserie nach Aufprall des Fahrzeuges auch am Körper des Insassen wirksam machen kann.

Es gibt bekanntlich verschiedene Arten von Sicherheitsgurten, solche, die an zwei Punkten befestigt und wie ein Ordensband schräg über die Vorderseite des Rumpfes verlaufen; den sog. Hüftgurt, wie er in Verkehrsflugzeugen verwendet wird; eine Kombination beider (drei Befestigungen, sog. Schwedengurt) und schließlich Gurte, die sich an der Vorderseite der Brust kreuzen oder wie Hosenträger verlaufen. Unter Berücksichtigung der Ausführungen auf S. 32 ist es erklärlich, daß bei frontalen Zusammenstößen allein der Hüftgurt einen nicht unerheblichen Schutz darstellt, da er verhindert, daß die Beckenpartie des Fahrzeuginsassen auf dem Vordersitz unter und vor die Lenkung oder das Armaturenbrett geschleudert wird. Damit wird der gefährliche Schaufeleffekt (s. S. 84) an der vorderen Brustwand nach Aufprall auf Lenkrad oder Armaturenbrett vermieden. Die Gefahren bezüglich des Entstehens von lokalen Verletzungen durch Anpressen der Beckenregion gegen den Gurt scheinen gering zu sein, wie sich bei den Sektionen von 30 bei einem kurz vor der Landung eintreffenden Flugzeugabsturz tödlich verunglückter angeschnallter Personen erkennen ließ (Landegeschwindigkeit über 200 km/h). Nur in einem Fall war hier eine Lendenwirbelverletzung und bei zwei weiteren waren Darmverletzungen nachzuweisen, die auf die Gurte zurückzuführen waren. Allerdings waren in der Mehrzahl der Fälle die Gurte von ihren Befestigungen abgerissen.

Der Hüftgurt verhindert nicht, daß der Verunglückte mit dem Oberkörper gewaltsam nach vorn kippt und mit Kopf, Hals und oberer Brustpartie auf Karosserieteile prallt. Hier stellt der Brustgurt eine absolut erforderliche Komplettierung dar (McRoberts). Es scheint dabei ziemlich gleichgültig zu sein, ob es sich um einen einfachen oder doppelten Gurt handelt. Benutzt man einen einfachen Schräggurt, ist es wesentlich, daß die Vereinigung von Hüft- und Brustgurt möglichst weit seitlich vom Körper geschieht, so daß der Brustgurt wirklich über die Brust hinweg verläuft. Es ist geltend gemacht worden (Muller und Sueur), daß bei einfachen Schräggurten, die nicht geschützte Schulter nach vorn geschleudert und damit Torsions- und Zerrungsverletzungen besonders der Halswirbelsäule auftreten könnten. Derartige Fälle mit Todesfolge sind Verf. bislang nicht bekannt geworden.

Der Effekt des Brustgurtes bei frontalen Zusammenstößen ist nicht nur rein physikalisch in der Verbesserung der Verzögerungswerte zu sehen, sondern auch darin, daß der Thorax beim Aufprall gegen den sich straffenden Gurt, unter Verschiebung der vorderen Thoraxwand nach caudal, federnd nachgeben kann, keine lokalen Impressionen der medialen Partien der vorderen Brustwand vorkommen und nicht eine bezüglich der Herz- und Aortaverletzungen besonders gefährliche Thoraxdeformierung ausgelöst werden kann. Es ist natürlich zwecklos, nur die auf den Vordersitzen befindlichen Personen durch Gurte zu schützen, da die Passagiere auf dem Rücksitz bei frontalen Aufprallen ebenfalls nach vorn geschleudert und nicht nur sich selbst, sondern auch die auf den Vordersitzen befindlichen angeschnallten Personen verletzen können.

Der weitere Wert der Gurte besteht darin, daß sie die Herausschleuderung der Fahrzeuginsassen aus sich öffnenden Türen verhindern.

Freilich darf sich der Fahrzeugbenutzer durch die Gurte allein nicht vollständig geschützt glauben. Tödliche Verletzungen trotz Anwendung der Gurte oder der glückliche Ausgang eines schweren Verkehrsunfalles „dank der Nichtanwendung“ der Gurte werden leider nicht selten vom Publikum als Gegenargument für die Anwendung der Gurte verwertet.

Folgende Todesfälle bei gurtgeschützten Insassen von Kraftfahrzeugen wurden im eigenen Material beobachtet, wobei in sämtlichen Fällen einfache Schräggurte (Diagonalgurte) verwendet wurden:

Bei drei Fällen, über die von Saldeen gesondert berichtet worden ist, benutzten die Fahrer von Personenkraftwagen Gurte vom Ordensbandtyp (Schräggurt). Die Verunglückten wurden bei frontalen Zusammenstößen aus den sich öffnenden Türen herausgeschleudert, wobei sie mit dem Unterkiefer in den Gurten hängengeblieben sind. Dies hat in zwei Fällen zur Dekapitation (einer davon ist Fall 51) und im dritten zu einer tödlichen Halswirbelfraktur geführt. Die Ursache für derartige Vorkommnisse ist aber in erster Linie nicht in den Gurten, sondern in den Türen zu suchen: In zwei der Fälle war der Schloßteil der Tür aus dem des Türrahmens herausgeglitten, während in einem Falle gleichzeitig die Scharniere der Tür nachgegeben hatten. In sämtlichen drei Fällen wären die Verunglückten wahrscheinlich auch unverletzt davongekommen, wenn sie gleichzeitig durch einen Hüftgurt geschützt gewesen wären. — Dies gilt auch für einen weiteren Todesfall, nämlich eine Beifahrerin eines frontal zusammenstoßenden Pkws, die ebenfalls einen einfachen Schräggurt angelegt hatte. Ihr Sitz war, wegen seiner unzulänglichen Verankerung am Boden des Fahrzeuges, nach vorn aus der Bodenschiene herausgeglitten und dann nach hinten gekippt. Der Gurt war dabei quer über die untere Hälfte der vorderen Brustwand der ebenfalls nach rückwärts kippenden Verunglückten zu liegen gekommen und hatte hier zu einer tiefen Impression geführt mit Abriß des Herzens von der V. cava inf. — In einem weiteren Fall war der Brustgurt offenbar nicht angespannt gewesen, was bei der Beifahrerin eines aus hoher Geschwindigkeit heraus mit einem entgegenkommenden Fahrzeug frontal zusammenstoßenden Kraftwagens zu einem großen Decollement an der Vorderseite der Brust, Rippenfrakturen, nachfolgender pulmonaler Fettembolie und späteren Herdpneumonien geführt hatte. — Schließlich war in einem Fall ein angeschnallter Fahrer von der in das Fahrzeug hoch eingeschobenen Lenksäule bei einem frontalen Anprall am Kopf getroffen worden. Er verstarb infolge der Schädel- und Hirnverletzungen.

In der gleichen Zeit, in der vorliegende Untersuchung durchgeführt wurde, benutzten in Schweden 30% der Fahrzeuginsassen Sicherheitsgurte, dabei in der letzten Zeit zunehmend Dreipunktgurte (LINDGREN). Bislang (April 1968) ist am hiesigen Institut nur ein Fall bekannt geworden, bei dem ein Fahrer, der einen derartigen Gurt angelegt hatte, bei einem Unfall tödlich verunglückt ist (der Gurt war gerissen).

Gegen die Gurte spricht vom Standpunkt des Publikums, daß Fälle bekanntgeworden sind, bei denen die Insassen sich bei auftretenden Bränden nicht aus dem Fahrzeug befreien konnten. Die Gurtschlösser müssen leicht zugänglich und auch von der behandschuhten (!) Hand geöffnet werden können. Die Straffung des Gurtes darf die Öffnung des Schlosses nicht verhindern.

Aber auch ausgesprochene Glücksfälle werden bei der Gegenargumentierung benutzt, so z. B., daß Insassen von Kraftfahrzeugen bei einer Kollision mit einem Eisenbahnzug rechtzeitig herausgeschleudert und damit gerettet wurden.

Leider spricht man nur selten von den vielen Fällen, bei denen verunglückte Insassen von Kraftfahrzeugen durch die Gurte vor Verletzungen geschützt worden sind. Der Wert der Gurte geht klar aus der Arbeit BÄCKSTRÖMS hervor. Betrachtet man die Schäden an den Fahrzeugen des in vorliegender Arbeit ausgewerteten Untersuchungsgutes, kann man sich des Eindruckes nicht erwehren, daß wohl zumindest die meisten bei frontalen Zusammenstößen umgekommenen Fahrzeuginsassen bei den Unfällen nicht getötet worden wären, wenn sie Gurte verwendet hätten.

Die Benutzung von Gurten wird in manchen Fahrzeugen dadurch verhindert, daß der angeschnallte Fahrer nicht sämtliche Manöverorgane erreichen kann. Dies gilt besonders für die Handbremse. Es handelt sich hier um einen offensichtlichen Konstruktionsfehler.

Da die Fahrzeugbenutzer leider noch nicht zur Verwendung von Gurten gezwungen werden können, muß die Industrie danach trachten, solche Fahrzeuge auf den Markt zu bringen, in denen die Insassen trotz Nichtanwendung der Gurte so weit wie möglich geschützt sind. Dies ist teilweise mit großen technischen Problemen verknüpft. Zur Vermeidung der schweren Körperverletzungen bei den verschiedenen Unfallsituationen wird man sich besonders auf folgendes konzentrieren müssen:

b) *Lenkung*. Die richtige Konstruktion der Lenkung ist bezüglich der sog. inneren Sicherheit das größte Problem im Kraftfahrzeugbau. Wie die eingangs geschilderten Fälle zeigen, wird bei praktisch wohl allen bisherigen Fahrzeugen die Lenksäule bei einem frontalen Anprall mehr oder weniger weit in das Fahrzeuginnere eingeschoben. Die Dimen-

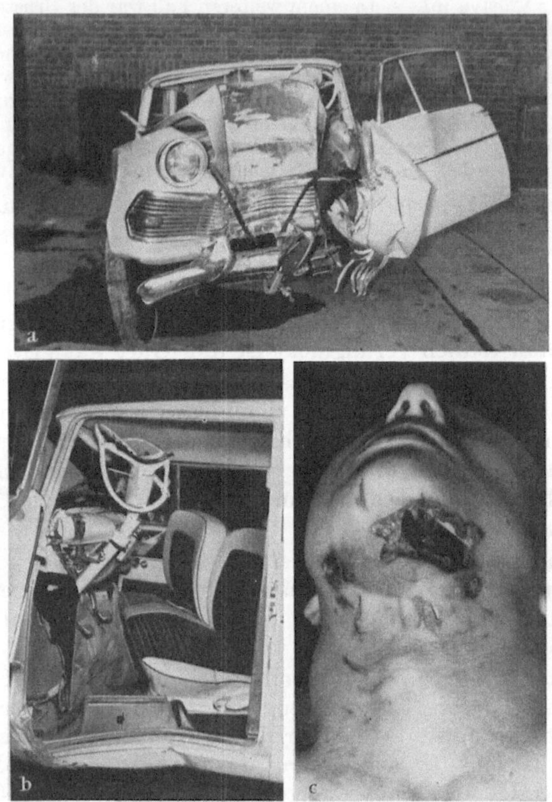

Abb. 43 a—c. a Frontaler Aufprall auf einen Baumstamm. Impression der Frontpartie ohne wesentliche Belastung der Längsbalken; b Eingeschobene Lenksäule; Kleine Haut- und Fettgewebspartikel an der linken Seite der Radspeiche; c Hautverletzung beim Fahrer durch die Lenkung. Abriß des Dens epistroph. und des Halsrückenmarks. Abriß des Larynx vom Kehlkopf

sion des Einschubes hängt von der Länge der Lenksäule und der Unfallsituation ab. Die Lenkradnabe kann, wie Abb. 43 zeigt, fast das Dach des Fahrzeuges erreichen, wobei der Fahrer meist von ihr am Kopf erfaßt wird, was in tödlichen Verletzungen resultieren kann. Inwieweit die neuen amerikanischen Sicherheitsvorschriften und die danach durchgeführten Konstruktionsänderungen an manchen Fahrzeugen derartige

Vorkommnisse verhindern, bleibt abzuwarten. Die Gefahr eines tiefen Einschubes der Lenksäule ist besonders dann gegeben, wenn das Fahrzeug frontal auf einen Mast, Baumstamm, Kante eines anderen Fahrzeuges usw. aufprallt und die Frontpartie partiell tief imprimiert wird, wobei die gegenüber einer Gewalteinwirkung von vorn widerstandsfähigen Seitenpartien oder Längsbalken des Fahrzeuges gar nicht belastet zu werden brauchen. Will man erreichen, daß der Fahrer beim frontalen Aufprall stets mit einem bestimmten und für ihn möglichst ungefährlichen Bezirk der Vorderseite seines Rumpfes auf die Lenkung schlägt, muß verhindert werden, daß die Lenksäule eingeschoben werden kann, *selbst wenn die Karosserie von vorn bis zur Spritzwand zusammengedrückt wird.* Dies ist vor allem deshalb erforderlich, weil durch die eingeschobene Lenksäule der Abstand zwischen Lenkrad und Aufprallstelle für die Kniegelenke vergrößert wird und — infolge der Schleuderung der unteren Körperpartien des Fahrers weit nach vorn — die Gefahr für schwerste Thoraxverletzungen steigt.

Die weitere Gefahr für den Fahrer besteht darin, daß er auch bei nicht eingeschobener, schrägstehender Lenksäule bei frontalem Aufprall — soweit dieser nicht aus extrem geringer Geschwindigkeit heraus geschieht — im wesentlichen nur von dem ihm nächstgelegenen Rand der Lenkradnabe im Bereich der unteren Partie der vorderen Brustwand getroffen wird, wodurch hier bei Schleuderung der Beckenregion nach

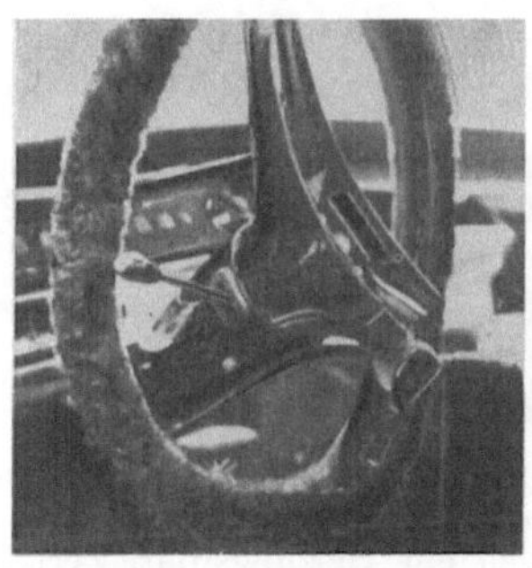
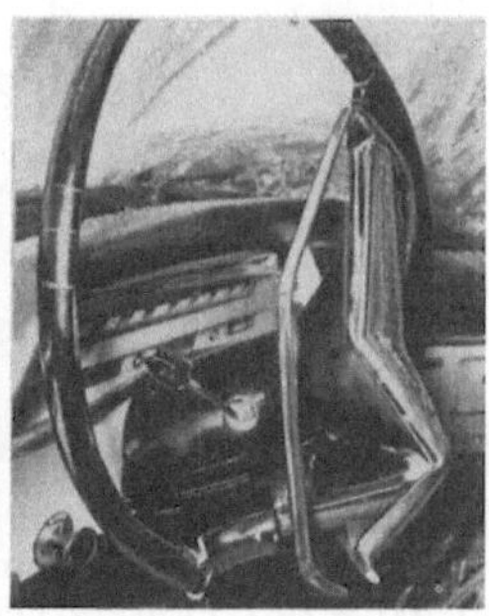

Abb. 44. Lenkräder mit zwei breiten Speichen, die bei der frontalen Kollision vertikal standen. In beiden Fällen Tod der Fahrer durch Abriß des Herzens von der caudalen Verankerung und Aortaruptur an der klassischen Stelle (Schaufeleffekt)

vorn eine tiefe Impression des unteren Teils der vorderen Thoraxwand in kraniodorsaler Richtung herbeigeführt wird (Schaufeleffekt: größte Gefahr für Herz- und Aortarupturen). Kleine, eventuell noch mit einer Kante versehene, vorspringende Lenkradnaben bei schwachen Speichen sind offensichtlich lebensgefährdend, wie das mit aller Deutlichkeit die Fälle 6 und 7 zeigen.

Konstruktionen mit zwei breiten Speichen und versenkter Nabe sind dann ein gewisser Schutz, wenn die Speichen im Aufprallaugenblick querstehen. Das ist aber leider nicht stets der Fall. Stehen sie vertikal, kann die nach unten gerichtete Nabe oder deren Umkleidung brechen, und die Gewalten werden nur über die kleine Bruchstelle auf den Körper des aufprallenden Fahrers übertragen. Ein solcher Fall wurde bereits auf S. 20 geschildert, und aus Abb. 44 ergeben sich zwei weitere Fälle, bei denen es bei den Fahrern zum Abriß des Herzens von der V. cava inf. sowie A. und V. pulmonalis, aber auch zu Aortarupturen an der klassischen Stelle (Schaufeleffekt) gekommen war.

Wird der im Inneren des Fahrzeuges befindliche Teil der Lenksäule von dem aufprallenden Fahrer nach vorn gebogen, dämpft dies zwar den Aufprall der Brust, andererseits wird der Abstand zur Windschutzscheibe verkürzt. Dadurch kann der nach vorn geschleuderte Kopf des Fahrers gegen das Glas oder den meist ungepolsterten Rahmen der Windschutzscheibe aufschlagen, was sonst erfahrungsgemäß im allgemeinen bei Anprallen aus mittleren und größeren Geschwindigkeiten heraus nicht geschieht. Dies muß bei der Konstruktion von im Inneren des Fahrzeuges zusammenschiebbaren Lenksäulen bedacht werden.

c) *Armaturenbrett.* Das Armaturenbrett und der Raum unter diesem ist bezüglich der Frage nach der inneren Sicherheit der Fahrzeuge von den Konstrukteuren kaum beachtet worden. Die untere Kante des Armaturenbrettes ist bei frontalen Zusammenstößen im allgemeinen die Anprallstelle für die Kniegelenke der Insassen auf den Frontsitzen.

Anstatt daß diese Stelle aus dem besten energiedämpfenden Material besteht, finden sich hier häufig Metallteile, die die aufschlagenden Kniegelenke zertrümmern, oder das Armaturenbrett ist nicht selten so kon-

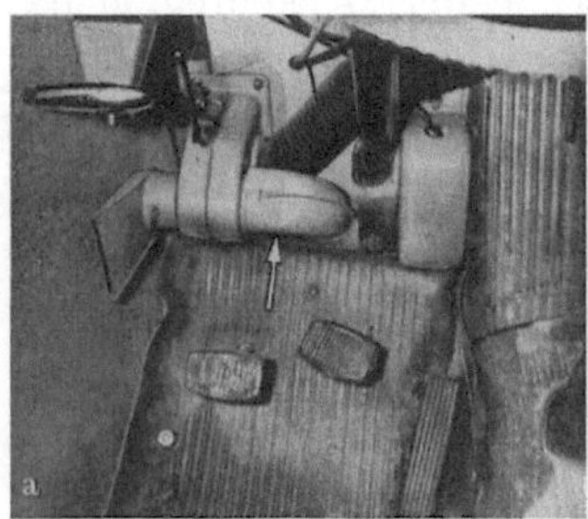

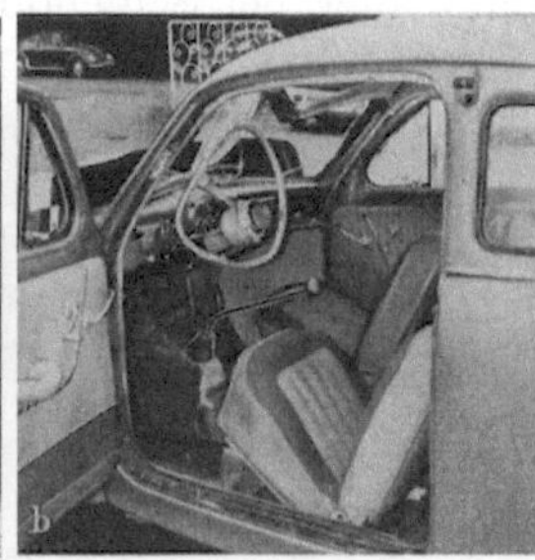

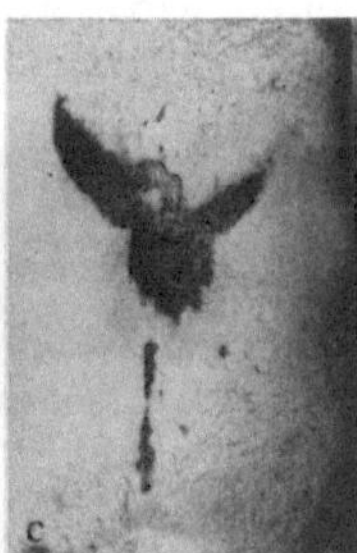

Abb. 45 a—c. Stillstehender Pkw, der an der Frontseite von der Heckpartie eines anderen, ins Schleudern gekommenen Pkw gerammt wurde. a Anprall des linken Unterschenkels des Fahrers gegen ein Heizungsrohr. Zertrümmerung der Condylen des linken Femur (Gleitfraktur durch Druck des Femur gegen den an dem Rohr fixierten Unterschenkel); b Deformierung der Lenkung: Man beachte die weit nach vorn gebogene, nach unten gerichtete Speiche, die erkennen läßt, daß die untere Rumpfpartie des Fahrers gegenüber der oberen weit nach vorn geschleudert worden ist; c Hautverletzung durch die untere Kante der Lenkradnabe und nach unten gerichtete Speiche. Tod durch Aortaruptur an klassischer Stelle und Abriß des Herzens von der unteren Hohlvene (Schaufeleffekt)

struiert, daß es beim Aufprall der Insassen nach oben gehebelt wird (Abb. 28). Dies, die eventuelle Zertrümmerung der Unterschenkel durch Stoß gegen vor ihnen befindliche Gegenstände (z. B. Ablagebretter und darauf befindliche Dinge, Heizungsrohre) und der wohl in den meisten Fahrzeugen zu große Abstand zwischen Fahrzeugboden und Armaturenbrett, erleichtert, daß die Kniegelenke der nach vorn geschleuderten Fahrzeuginsassen unter dem Armaturenbrett vorbei weit nach vorn ge-

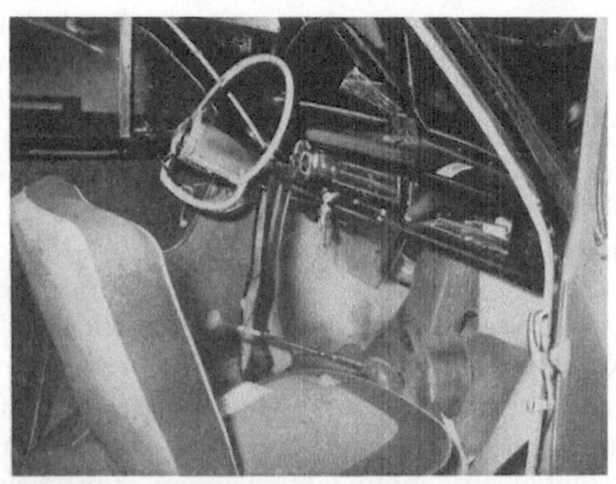

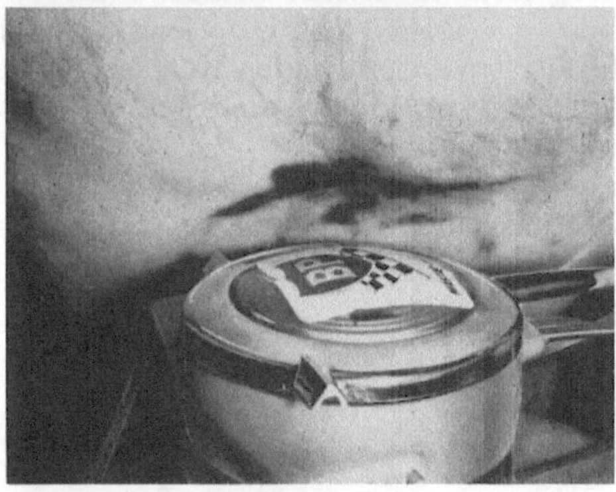

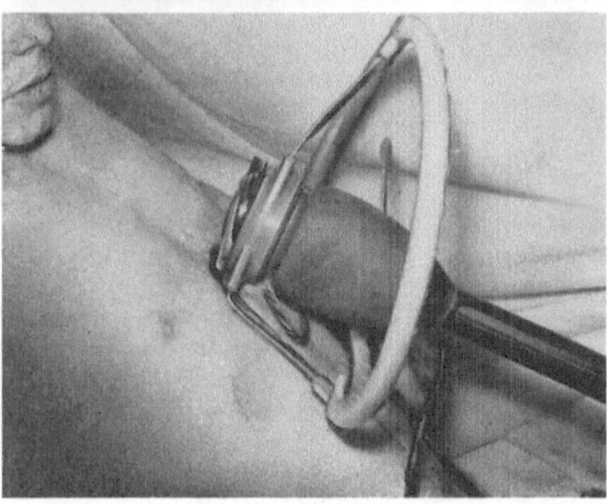

Abb. 46. Frontal zusammengestoßener Pkw. Nach unten gerichteter Teil des Radkranzes der Lenkung vom aufprallenden Fahrer nach vorn gebogen. Hautabschürfung an der Vorderseite der Brust des Fahrers, die genau der unteren Kante der Lenkradnabe entspricht. Die aus dem Fahrzeug entfernte Lenkung wurde ohne Druck aufgelegt. Die Neigung der Lenksäule entspricht etwa der im Fahrzeug (unteres Bild). Obgleich der nach unten gerichtete Teil des Radkranzes der Lenkung im Unfallaugenblick noch mehr gegen die Lenksäule gedrückt war, kann man sich eine Vorstellung darüber machen, wie der Rumpf des Fahrers bei Aufprall auf die Lenkung kippt. Sofortiger Tod durch Aortaabriß dicht unterhalb der Insertion des Lig. arteriosum (Schaufeleffekt). Keine Kopfverletzungen

raten. Hier stoßen sie gegen — oft sorgfältig durch Pappscheiben getarnte — kantige Karosserieteile bzw. die Spritzwand. Da auch hier jede Dämpfung fehlt, kann der harte Aufprall sehr leicht zur Zertrümmerung der Oberschenkel oder des Beckens führen. Dadurch wird ein gewisser Widerstand, den die Oberschenkel der Vorwärtsschleuderung des caudalen Teils des Rumpfes bieten können, effektiv beseitigt. Dies alles und ein zu großer Abstand zwischen Lenkrad und Aufprallstelle für die Kniegelenke (der durch den eventuellen Einschub der Lenksäule künstlich noch vergrößert wird) ist die wesentliche Ursache für das Entstehen der tödlichen Brustverletzungen.

Die Aufschlagstelle für die Brustvorderwand des Beifahrers auf dem Vordersitz bei frontalen Zusammenstößen ist das Armaturenbrett, das in manchen Fahrzeugen mit mehr oder weniger symbolisch gepolsterten, vorspringenden Leisten versehen ist. Die Gewalten werden dabei nur über kleine Bezirke auf den aufprallenden Körper übertragen und geben natürlich hier zu tiefen Impressionen und entsprechenden Körperverletzungen Anlaß.

d) *Windschutzscheibe.* Die Windschutzscheibe birgt viele Probleme in sich: gehärtetes Glas oder Verbundglas, Abstand der Windschutzscheibe vom Armaturenbrett usw. sind Dinge, die in der Industrie

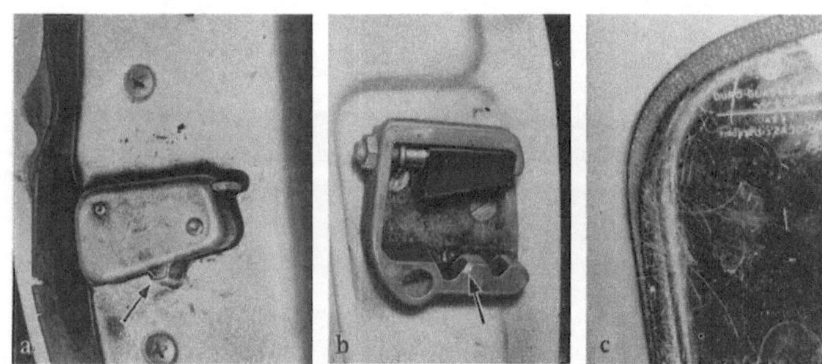

Abb. 47 a—c. Ins Schleudern gekommener Pkw, der auf einen Acker gefahren und dabei wahrscheinlich nach links gekippt war, sich selbst aber wieder aufgerichtet hatte. Lebensgefährdende Konstruktion des Türschlosses. Der Schloßteil der Tür ist aus dem des Türrahmens fast ganz herausgeglitten. a—b Tür von dem anprallenden Fahrer aufgedrückt, dadurch herbeigeführte kleine Beschädigung am Schloß; c Eingeklemmte Haare des Fahrers in der hinteren Partie des Fensterrahmens der linken Tür. Ungepolsterte Metallkante. Der durch Schräggurt gesicherte Fahrer wurde herausgeschleudert. Tod durch Schädelbruch, Hirnkontusion und Ruptur der A. subclavia sin.

sicher Anlaß zu vielen Überlegungen gewesen sind. Bei schweren Verkehrsunfällen wird die Scheibe sehr häufig durch hineinschlagende Karosserieteile (Motorhaube, Lenkrad) zertrümmert und ist beim Aufprall des Kopfes der Fahrzeuginsassen bereits gesplittert. Es können besonders bereits vorhandene große Splitter schwere Schnittverletzungen am Hals der Verunglückten hervorrufen, so besonders bei den Beifahrern. Von größter Bedeutung ist, daß die Folie zwischen den Glaslamellen des Verbundglases nicht reißt.

e) *Seitenpartien.* Nicht weniger als 87 von 284 der zur Untersuchung gekommenen verunglückten Insassen von Kraftfahrzeugen waren aus den sich öffnenden Türen herausgeschleudert worden und hatten meist hierdurch tödliche Verletzungen erhalten (vgl. BÄCKSTRÖM). (Nur in einem Fall war dies durch die Windschutzscheibe eines sich überschla-

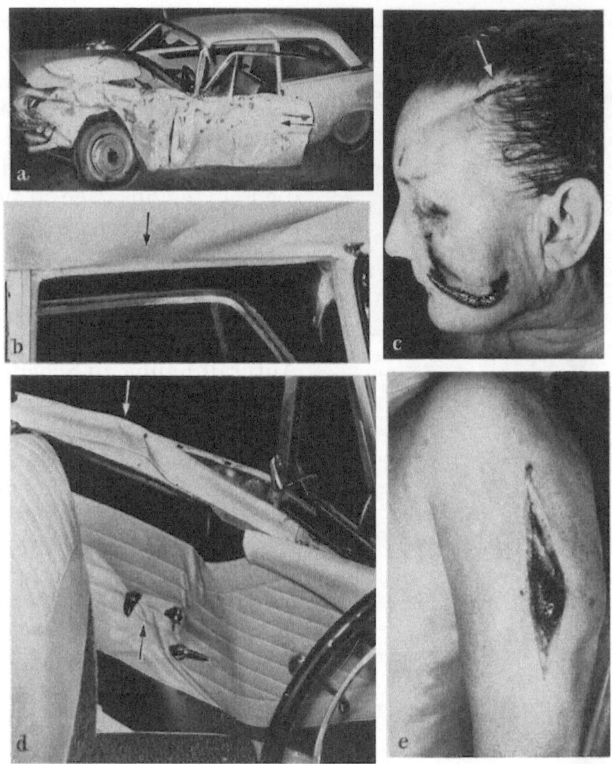

Abb. 48 a—e. 61jährige Fahrerin eines Pkw, der mit seiner linken vorderen Karosseriekante gegen den Vorderteil des rechten vorderen Kotflügels eines von links kommenden Lkw geprallt ist und danach mit der linken Tür gegen das rechte Vorderrad des Lkw geschleudert wurde (a Abdruck des Rades an der Tür); b Die Fahrerin schlug mit der linken Stirn- und Scheitelpartie gegen den scharfkantigen (!) oberen Rahmenteil der Tür (c Platzwunde der Haut, Schädelbasisfraktur im linken Teil der mittleren Schädelgrube); d mit der Außenseite des linken Oberarms gegen die ungepolsterte Gegend unterhalb des Türfensters (e bei der Sektion nachgewiesene subcutane Blutung am Arm; typische Thoraxfrakturen einschl. der 1. Rippen und Aortaabriß an der Insertion des Lig. arteriosum); und der linken Hüftgegend gegen die Armstütze (Beckenfrakturen), sämtliches infolge Gewalteinwirkung von links. — Schnittverletzungen mit eingesprengten Glassplittern an der linken Wange. (Türfenster). Dieser Fall sollte der Kraftfahrzeugindustrie zu denken geben

genden Fahrzeuges erfolgt.) Die Ursache für ein solches Geschehen ist in erster Linie in den Türschlössern, aber auch in den zu schwachen Türscharnieren und deren Befestigungen zu suchen. Bei gewissen Fahrzeugen fehlt eine Sicherheitssperre (oder sie ist unzulänglich), die verhindert, daß der Schloßteil der Tür ohne weiteres aus dem des Türrahmens herausgleiten kann, sobald die Seitenpartie des Fahrzeuges um einige Millimeter auseinander gezogen wird. Das kann bei jedem Unfall geschehen (s. Abb. 47). *Schlösser dieser Art sind zweifellos die Ursache des tödlichen Ausganges vieler Verkehrsunfälle.*

Von 284 Todesfällen bei verunglückten Insassen von Kraftfahrzeugen waren 77 durch seitliche Aufpralle herbeigeführt worden. Auch bei den 30 Fällen, bei denen sich die Fahrzeuge überschlagen hatten, lagen hauptsächlich Gewalteinwirkungen von der Seite auf den Verunglückten vor. Gegen diese sind die Fahrzeuginsassen so gut wie ungeschützt. Im Gegenteil bedrohen in vielen Kraftwagen scharfe oder abgerundete Metallkanten an Mittelpfosten, Tür- und Fensterrahmen, besonders den Kopf und geben beim Aufprall häufig zu Schädelbrüchen und Hirnverletzungen Anlaß. Daß diese Kanten wirklich gefährlich sind, läßt sich bei der Untersuchung der Unfallfahrzeuge und der Korrelation mit den Körperverletzungen erkennen. Blutspuren und ausgerissene, in Lackrisse usw. eingeklemmte Haare zeigen mitunter, wo der Kopf angeprallt ist (Abb. 47). Häufig fahndet man jedoch vergeblich nach Impressionen der widerstandsfähigen Metallkanten oder Rissen im Lack an der Stelle des Aufschlages des Kopfes. Es mag sein, daß die Techniker deshalb die Gefahren nicht erkannt haben.

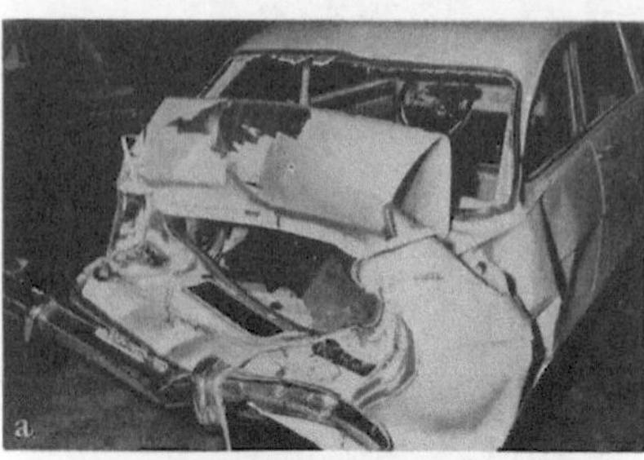

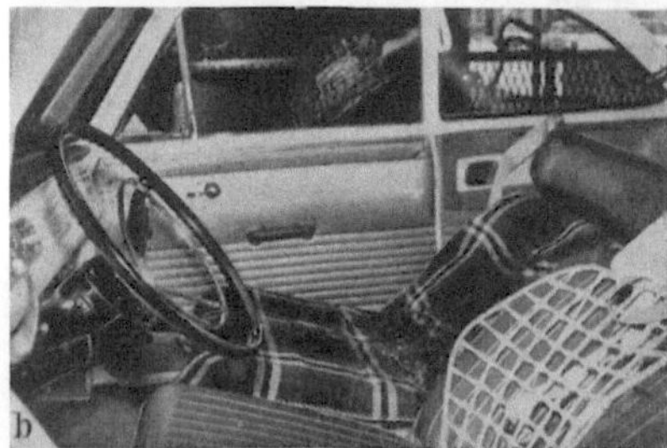

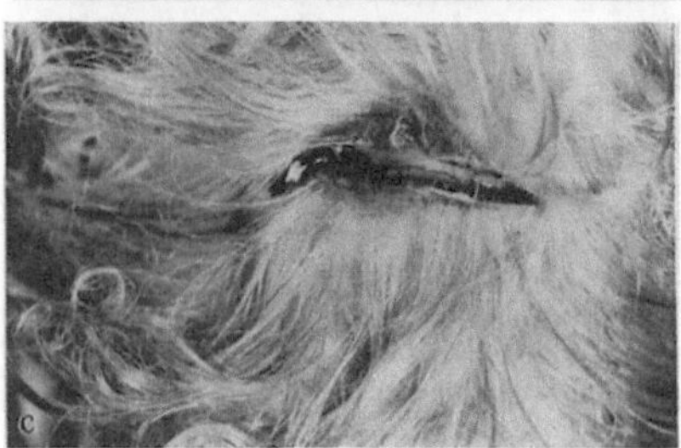

Abb. 49 a—c. a Anprall eines stillstehenden Pkw von hinten (Lkw, 50 km/Std.); b Rücklehne von Fahrer- und Beifahrersitz nach hinten gebogen; c Beifahrerin mit dem Kopf in die Rückscheibe geschleudert. Platzwunde am Hinterkopf. Tod durch Schädelbruch und Hirnverletzung

Verf. hat in einer früheren Arbeit (Voigt) auf die Gefahren der Armstützen bezüglich der Entstehung von Beckenfrakturen, selbst bei Bagatellunfällen (Abkippen in den Straßengraben), hingewiesen. Diese Armstützen befinden sich auch heute noch in vielen Fahrzeugen und sind nicht selten sogar mit vorspringenden „Zierleisten" armiert. Sie bedrohen wie eine stumpfe Axt den Fahrzeuginsassen.

f) *Sitze.* Aus den Fallberichten ergibt sich mit Deutlichkeit, daß die Verankerung der Sitze am Boden der Fahrzeuge vielfach ungenügend ist.

Die Sitze dürfen dabei weder nach vorn gleiten noch kippen können. Die unzulängliche Befestigung der Sitze kann besonders dann zur Katastrophe führen, wenn die Beifahrer auf den Rücksitzen nach vorn geschleudert werden, wodurch die Personen auf den Frontsitzen ganz besonders gefährdet sind.

Während der vergangenen Jahre sind am Institut zwei Fälle zur Beobachtung gekommen, bei denen Insassen von Kraftfahrzeugen durch einen Aufprall von hinten her tödlich verletzt worden waren. In beiden Fällen waren die Rücklehnen der Vordersitze weit nach rückwärts gebogen und die auf den Sitzen befindlichen Insassen nach hinten mit dem Kopf in die Rückscheibe bzw. deren Rahmen geschleudert worden, was zu Schädelbrüchen und tödlichen Hirnverletzungen Anlaß gab. In einem dieser Fälle (Abb. 49) war ein Lkw mit 50 km/Std. (registriert) gegen einen stillstehenden Pkw aufgeprallt. Die Beobachtungen zeigen, daß man den Rahmen der Rücklehnen ganz besondere Aufmerksamkeit widmen muß.

Bei einem neuerdings beobachteten Fall war der Kopf des Fahrers eines von hinten angefahrenen Pkw gewaltsam über den oberen Rand der nicht verbogenen Rücklehne seines Sitzes nach hinten geschleudert worden. Die Brustverletzungen waren fast identisch mit denen bei Fall 52.

Das zeigt, wie wesentlich eine haltbare Kopfstütze ist.

Es sind zweifellos viele Experimente und weitere Beobachtungen notwendig, um zu Kraftwagenkonstruktionen zu kommen, die einen gewissen Schutz der Fahrzeuginsassen bei Unfällen gewährleisten.

Die Techniker sollten jedoch bei ihren Bemühungen um die Verbesserung der inneren Sicherheit der Fahrzeuge von den Unfalltoten lernen.

Literatur

ABBOTT, M. E.: Coarctation of the aorta of the adult type. II. A statistical study and historical retrospect of 200 recorded cases, with autopsy, of stenosis or obliteration of the descending arch in subjects above the age of two years. Amer. Heart J. **3**, 392–421, 574–618 (1927/1928).

ADAM, A.: Über die traumatischen Veränderungen gesunder Klappen am Herzen. Z. Kreisl.-Forsch. **19**, 313–330 (1927).

ADEBAHR, G.: Histologische Befunde am Herzmuskel bei Wiederbelebungsversuchen. Dtsch. Z. ges. gerichtl. Med. **57**, 205–211 (1966).

AHRER, E.: Verletzungen des Brustkorbes im Frieden. H. Unfallheilk. **1964**, H. 77.

AKENSIDE, M.: An account of a blow upon the heart and its effects. Zit. bei KISSANE.

ALBERTINI, A. v.: Die Zerrungsruptur des Herzens und ihr Mechanismus. Frankfurt. Z. Path. **27**, 385–394 (1922).

ALDMAN, B.: Biodynamic studies on impact protection. Acta physiol. scand. Suppl. **1962**, 192.

ALFANO, G. S., und H. W. HALE, jr.: Pulmonary contusion. J. Trauma **5**, 647–658 (1965).

BÄCKSTRÖM, C.-G.: Traffic injuries in South Sweden with special reference to medico-legal autopsies of car occupants and value of safety belts. Acta chir. scand. Suppl. **1963**, 308.

BARBER, H.: The effect of trauma, direct and indirect on the heart. Quart. J. Med. **13**, 137–167 (1944).

BARIÉ, E.: Recherches cliniques et expérimentales sur les ruptures valvulaires du coeur. Rev. Médecine **1881**, 132–144, 309–332, 482–492.

BAUMGARTL, F., und E. DERRA: Mediastinum und Mediastinalorgane (ausschließlich Ösophagus). In: H. BÜRKLE DE LA CAMP und M. SCHWAIGER: Handbuch der gesamten Unfallheilkunde, 2. Band. 3. Aufl. Ferdinand Enke: Stuttgart 1966.

BECK, C. S.: Contusion of the heart. J. Amer. med. Ass. **104**, 109–113 (1935). — und E. F. BRIGHT: Changes in the heart and pericardium brought about by compression of the legs and abdomen. J. thorac. Surg. **2**, 616–628 (1933).

BERBLINGER, W.: Rupturen der Brustorgane als Folge stumpfer Gewalteinwirkung. Vjschr. gerichtl. Med. 3. Folge, **52**, 189–206 (1916).

BERMAN, R. W., G. D. ROOK, B. BRONSTHER, und M. W. ABRAMS: Traumatic nonpenetrating ventricular septal defect: Recovery under conservative management. J. Pediat. Surg. **1**, 275–283 (1966).

BINET, J. P., und J. LANGLOIS: Les ruptures traumatiques de l'aorte thoracique à paroi saine. J. Chir. (Paris) **82**, 607–641 (1961).

—, —, J. M. CORMIER, und G. DE SAINT FLORENT: A case of recent traumatic avulsion of the innominate artery at its origin from the aortic arch. Successful surgical repair with deep hypothermia. J. thorac. cardiov. Surg. **43**, 670–676 (1962).

BLASCHKE, B.: Isolierte Fraktur der 1. Rippe. Fortschr. Röntgenstr. **89**, 459–467 (1958).

BOAS, E. P.: Angina pectoris and cardiac infarction from trauma or unusual effort with a consideration of certain medicolegal aspects. J. Amer. med. Ass. **112**, 1887–1892 (1939).

BRIEL; Diss. Tübingen 1937. Zit. bei BAUMGARTL und DERRA.

BRIGHT, E. F., und C. S. BECK: Nonpenetrating wounds of the heart. A clinical and experimental study. Amer. Heart J. **10**, 293–321 (1934/35).

BUSSE, O.: Über Zerreißungen und traumatische Aneurysmen der Aorta. Virchows Arch. path. Anat. **183**, 440–465 (1906).

CAMERON, D. A., P. V. O'ROURKE, und C. W. BURT: An analysis of the management and complications of multiple (three or more) rib fractures. Amer. J. Surg. **78**, 668–676 (1949).

CAMMACK, K., R. L. RAPPORT, J. PAUL, und W. C. BAIRD: Deceleration injuries of the thoracic aorta. Arch. Surg. **79**, 244–251 (1959).

CHANDLER, A.: Chest injuries. J. Tenn. med. Ass. **50**, 358–361 (1957).

DAHLBÄCK, O.: Persönliche Mitteilung.

DERRA, E.: Traumatische Schäden des Herzens und seines Beutels. In: Handbuch der Thoraxchirurgie. Band 2, S. 1043–1133. Berlin–Göttingen–Heidelberg: Springer 1959.

DERRA, BAUMGARTL, GREMMEL und IRMER: Zit. bei BAUMGARTL und DERRA.

DOBELL, A. R. C., E. A. MACNAUGHTON, und E. F. CRUTCHLOW: Successful earyl treatment of subadventitial rupture of the thoracic aorta. New. Engl. J. Med. 270, 410–412 (1964).

DREWES, J., R. M. KONRAD, und H. D. SCHULTE: Rippenserienfrakturen und ihre Behandlung. Mschr. Unfallheilk. **70**, 110–124 (1967).

DREYFUS: Thèse de Paris, 1902. Zit. bei SCHWEITZER.

DUNSETH, W., und T. B. FERGUSON: Acquired cardiac septal defect due to thoracic trauma. J. Trauma **5**, 142–149 (1965).

EBBINGHAUS, H.: Ein Beitrag zur Lehre von den traumatischen Erkrankungen des Herzens. Ein Fall von subacut verlaufender traumatischer Herzruptur mit Tod am 9. Tag. Dtsch. Z. Chir. **66**, 176–203 (1903).

EICHBAUM, F. W.: Myokardveränderungen nach Schädeltraumen. Virchows Arch. path. Anat. **338**, 78–90 (1964).

EISEMAN, B., und W. G. RAINER: Clinical management of posttraumatic rupture of the thoracic aorta. J. thorac. Surg. **35**, 347–358 (1958).

ERCKLENTZ, W.: Beiträge zur Frage der traumatischen Herzerkrankungen. Z. klin. Med. **44**, 413–440 (1902).

FEUZ, J.: Ein Fall von traumatischer Ruptur der Arteria anonyma. Zbl. Chir. **56**, 3203–3205 (1929).

FIDLER, H. K.: Traumatic rupture of the thoracic aorta. Canad. med. Ass. J. **60**, 590–595 (1949).

FRANCHINI, E.: Prove di collisione su catapulta. Estratto dalla rivista ata. Gennaio Torino Stabilimento Tipolitografico G. Canale & Co. 1964.

FRANKE, D., und H. KOCH: Die Fraktur der ersten Rippe. Mschr. Unfallheilk. **67**, 212–219 (1964).

GERBODE, F., M. BRAIMBRIDGE, J. J. OSBORN, M. HOOD, und S. FRENCH: Traumatic thoracic aneurysms: Treatment by resection and grafting with the use of an extracorporeal bypass. Surgery **42**, 975–985 (1957).

GOLD, E.: Die Chirurgie der Wirbelsäule. Neue Deutsche Chirurgie **1933**, 54. Bd.

GREGERSEN, H., und K. NIELSEN: Traumatic rupture of the aortic valve. Report of a case. Acta chir. scand. **129**, 669–674 (1965).

GONZALES, T. A., M. VANCE, M. HELPERN, und C. J. UMBERGER: Legal Medicine, Pathology and Toxicology, 2nd edit. Appleton Century Crofts Inc. New York 1954.

GOYETTE, E. M., H. A. BLAKE, J. H. FORSEE, und H. SWAN: Traumatic aorta aneurysms. Circulation **10**, 824–828 (1954).

GRUBER, B.: Zit. bei JAFFÉ und STERNBERG.

GUILFOIL, P. H., und J. T. DOYLE: Traumatic cardiac septal defect: Report of a case in which the diagnosis is established by cardiac catheterization. J. thorac. Surg. **25**, 510–515 (1953).

HALLERMANN, W.: Verletzungen des Herzens und der großen Gefäße durch stumpfe Gewalt. Dtsch. Z. ges. gerichtl. Med. **24**, 176–187 (1931).

—, Über die versicherungsrechtliche Bedeutung der Aortarupturen. Ärztliche Sachverständigen-Zeitung **39**, 1–7 (1933).

HAMIT, H. F.: Diskussionsbemerkung. J. Trauma **5**, 657 (1965).

HANSON, P. G.: Radiographic studies of cardiac displacement during abrupt deceleration. Conference proceedings 10th Stapp Car Crash Conference S. 137–145. Holloman Air Force Base, New Mexico Nov. 8–9, 1966.

HARDIN, C. A.: Resection and orlon graft of multiple aortic aneurysms due to trauma J. thorac. Surg. **32**, 251–253 (1956).

HASS, G. M.: Types of internal injuries of personnel involved in aircraft accidents. J. Aviat. Med. **15**, 77–84, 92 (1944).

HEINRICHS, L., und W. SCHWERD: Traumatische Schädigungen der Aorta. Dtsch. Z. ges. gerichtl. Med. **54**, 192–199 (1963/64).

HELPERN, M.: Blunt force injuries of the heart. Amer. J. Path. **25**, 783–784 (1949).

HOLLINGSWORTH, R. K., W. W. JOHNSTON, und J. F. MCCOOEY: Traumatic saccular aneurysm of the thoracic aorta. J. thorac. Surg. **24**, 325—343 (1952).

HOWARD, C. P.: Aortic insufficiency due to rupture by strain of a normal aortic valve. Canad. med. Ass. J. **19**, 12—24 (1928).

HOWORTH, M. B.: Fracture of spine. Amer. J. Surg. **92**, 573—593 (1956).

HUGHES, R. K.: Thoracic trauma. Ann. Thorac. Surg. **1**, 778—804 (1965).

INKLEY, S. R., und F. M. BARRY: Traumatic rupture of interventricular septum proved by cardiac catheterization. Circulation **18**, 916—917 (1958).

ISFORT, A.: Beitrag zur Commotio cordis. Thoraxchirurgie **12**, 439—445 (1964/65).

JAFFÉ, H., und H. STERNBERG: Der Fliegertod. Ein Beitrag zur Frage der traumatischen Aortarupturen. Vjschr. gerichtl. Med. **57**, 74—90 (1919).

KELLERT, E.: Traumatic rupture of the heart: Report of case with uninjured chest wall. J. Lab. clin. Med. **2**, 726 (1917).

KEMMERER, W. T., W. G. ECKERT, J. B. GATHRIGHT, K. REEMTSMA, und O. CREECH: Patterns of thoracic injuries on fatal traffic accidents. J. Trauma **1**, 595—599 (1961).

KISSANE, R. W.: Traumatic heart disease: Nonpenetrating injuries. Circulation **6**, 421—425 (1952).

—, R. S. FIDLER, und R. A. KOONS: Electrocardiographic changes following chest injury to dogs. Ann. Intern. Med. **11**, 907—935 (1937).

—, R. A. KOONS, und R. S. FIDLER: Traumatic rupture of a normal aortic valve. Amer. Heart J. **12**, 231—234 (1936).

KLOTZ, O., und W. SIMPSON: Spontaneous rupture of the aorta. Amer. J. med. Sci. **184**, 455—473 (1932).

KOROXENIDIS, G. T., C. B. MOSCHOS, E. D. LANDY, P. P. POULOS, und P. L. LEHAN: Traumatic rupture of the thoracic aorta simulating coarctation. Americ. J. Cardiol. **16**, 605—609 (1965).

KRAUSS, H.: Brustkorb, Lunge, Zwerchfell. In: H. BÜRKLE DE LA CAMP und M. SCHWAIGER: Handbuch der gesamten Unfallheilkunde, 2. Band, **3.** Aufl. Stuttgart: Ferdinand Enke 1966.

KRONBERGER, L.: Experimentelle Untersuchungen über die Entstehung und Lokalisation der unfallbedingten Trachealhinterwandberstungen. Arch. klin. Chir. **300**, 159—165 (1962).

KUBO, G.: Traumatische Herzbeutel- und Diaphragmaruptur mit Luxation der Herzspitze in das Abdomen. Mschr. Unfallheilk. **70**, 259—263 (1967).

KÜLBS, F.: Experimentelle Untersuchungen über Herz und Trauma. Mitt. Grenzgeb. Med. Chir. **19**, 678—702 (1909).

KULOWSKI, J.: Motorist injuries and motorist safety. Injuries of chest and abdomen. Clin. Orthop. **7**, 279—285 (1956).

—, Crash injuries. C. C. Thomas. Illinois: Springfield 1960.

LASKY, I., und J. H. DAVIS: Cardiac injury in bodily trauma. A clinical study. Calif. Med. **94**, 79—82 (1961).

LAWRENCE, M. S., und J. L. EHRENHAFT: Trauma to the thoracic aorta. J. Iowa St. med. Soc. **55**, 637—643 (1965).

LESSER: Zit. bei KÜLBS.

LETTERER, E.: Beiträge zur Entstehung der Aortenrupturen an typischer Stelle. Virchows Arch. path. Anat. **253**, 534—544 (1924).

LEWIS, H.: Some unusual features in a case of traumatic rupture of the thoracic aorta. J. Trauma **5**, 665—669 (1965).

LINDGREN, S.: Persönliche Mitteilung.

LIVIERATO, S.: Zit. bei SCHWEITZER.

LLOYD, J., D. K. HEYDINGER, K. P. KLASSEN und L. C. ROETTIG: Rupture of the main bronchi in closed chest injury. Arch. Surg. (Chicago) **77**, 597—605 (1958).

LUNDEVALL, J.: Traumatic rupture of the aorta with special reference to road accidents. Acta path. microbiol. scand. **62**, 29—33 (1964).

LUNDEVALL, J.: The mechanism of traumatic rupture of the aorta. Acta path. microbiol. scand. **62**, 34—46 (1964).

MALM, J. R. ,und R. A. DETERLING: Traumatic aneurysm of the thoracic aorta simulating coarctation. J. thorac. cardiov. Surg. **40**, 271—277 (1960).

MARSHALL, T. K.: Traumatic dissecting aneurysms. J. clin. Path. **11**, 36—38 (1958).

Mazzitello, W. F.: Traumatic involvement of the thoracic aorta. Arch. intern. Med. **100**, 894—905 (1957).

Meessen, H.: Coronarthrombose nach Unfall. Frankfurt. Z. Path. **54**, 307—312 (1940).

Moffat, R. C., V. L. Roberts und E. M. Berkas: Blunt trauma to the thorax: Development of pseudoaneurysms in the dogs. J. Trauma **6**, 666—680 (1966).

Molnar, W., und W. G. Pace: Traumatic rupture of the thoracic aorta. The Radiologic Clinics of North America **4**, 403—414 (1966).

Muller, P. H., und A. Sueur: Die Verhütung von Verletzungen bei Straßenverkehrsunfällen. 46. Tagung der Deutschen Gesellschaft für gerichtliche und soziale Medizin. Kiel 1967.

DeMuth, W. E., H. Roe und W. C. Hobbie: Immediate repair of traumatic rupture of thoracic aorta. Arch. Surg. **91**, 602—603 (1965).

Nissim: Zit. bei Zehnder.

Odelgard, B., und P. O. Weman: Safety belts for motorcars. Swed. State Power Board Publ. no **18**, 20, 1957.

Lloyd, J., D. K. Heydinger, K. P. Klassen, und L. C. Roettig: Rupture of the main bronchi in closed chest injury. Arch. Surg. (Chicago) **77**, 597—605 (1958).

Lundevall, J.: Traumatic rupture of the aorta with special reference to road accidents. Acta path. microbiol. scand. **62**, 29—33 (1964).

—, The mechanism of traumatic rupture of the aorta. Acta path. microbiol. scand. **62**, 34—46 (1964).

Malm, J. R., und R. A. Deterling: Traumatic aneurysm of the thoracic aorta simulating coarctation. J. thorac. cardiov. Surg. **40**, 271—277 (1960).

Marshall, T. K.: Traumatic dissecting aneurysms. J. clin. Path. **11**, 36—38 (1958).

Mazzitello, W. F.: Traumatic involvement of the thoracic aorta. Arch. intern. Med. **100**, 894—905 (1957).

Meessen, H.: Coronarthrombose nach Unfall. Frankfurt. Z. Path. **54**, 307—312 (1940).

Moffat, R. C., V. L. Roberts, und E. M. Berkas: Blunt trauma to the thorax: Development of pseudoaneurysms in the dog. J. Trauma **6**, 666—680 (1966).

Molnar, W., und W. G. Pace: Traumatic rupture of the thoracic aorta. The Radiologic Clinics of North America **4**, 403—414 (1966).

Muller, P. H., und A. Sueur: Die Verhütung von Verletzungen bei Straßenverkehrsunfällen. 46. Tagung der Deutschen Gesellschaft für gerichtliche und soziale Medizin. Kiel 1967.

DeMuth, W. E., H. Roe, und W. C. Hobbie: Immediate repair of traumatic rupture of thoracic aorta. Arch. Surg. **91**, 602—603 (1965).

Nissim: Zit. bei Zehnder.

Odelgard, B., und P. O. Weman: Safety belts for motorcars. Swed. State Power Board Publ. no **18**, 20, 1957.

Oppenheim, F.: Gibt es eine Spontanruptur der gesunden Aorta und wie kommt sie zustande? Münch. med. Wschr. **65**, 1234—1237 (1918).

Orsòs: Zit. bei Hallermann.

Parmley, L. F., W. C. Manion, und T. W. Mattingly: Nonpenetrating traumatic injury of the heart. Circulation **18**, 371—396 (1958).

—, T. W. Mattingly, W. C. Manion, und E. J. Jahnke: Nonpenetrating traumatic injury to the aorta. Circulation **14**, 980 (1956).

Patscheider, H.: Zur Entstehung der Ringbrüche des Schädelgrundes. Dtsch. Z. ges. gerichtl. Med. **52**, 13—21 (1961).

Peter, H.: Über traumatische Herzbeutelruptur. Dtsch. Z. Chir. **250**, 295—309 (1938).

Peterson, H.-J., und E. Linder: Closed avulsion of the thoracic aorta. Acta chir. scand. **130**, 611—615 (1965).

Pollock, B. E., R. A. Markelz und H. E. Shuey: Isolated traumatic rupture of the interventricular septum due to blunt force. Amer. Heart J. **43**, 273—285 (1952).

Revenstorf: Über traumatische Rupturen des Herzens mit besonderer Berücksichtigung des Mechanismus ihrer Entstehung. Mitt. Grenzgeb. Med. u. Chir. **11**, 603—624 (1903).

Rey-Baltar, E., und I. Perez-Agote: Traumatic rupture of the thoracic aorta. Arch. Surg. **91**, 344—346 (1965).

Reynolds, J., und J. T. Davis: Injuries of the chest wall, pleura, pericardium, lungs, bronchi and esophagus. The Radiologic Clinics of North America **4**, 383—401 (1966).

Rice, W. G., und K. P. Wittstruck: Acute hypertension and delayed traumatic rupture of the aorta. J. Amer. med. Ass. **147**, 915—917 (1951).

Riedinger: Über Herzaffektionen nach Unfällen. Mschr. Unfallheilk. **1**, 351 (1894).

Rindfleisch, E.: Über klammerartige Verbindungen zwischen Aorta und Pulmonalarterie (Vincula aortae). Virchows Arch. path. Anat. **96**, 302—306 (1884).

—, Zur Entstehung und Heilung des Aneurysma dissecans aortae. Virchows Arch. path. Anat. **131**, 374—378 (1893).

McRoberts, J. W.: Seat belt injuries and legal aspects. Industr. Med. Surg. **34**, 866—869 (1965).

Roberts, V. L., F. R. Jackson, und E. M. Berkas: Heart motion due to blunt trauma to the thorax. Conf. Proceedings 10th Stapp Car Crash Conference; Holloman, Air Force Base, New Mexico. S. 146—150 (1966).

Rössle, R.: Pathologisch-anatomische Beiträge zur Lehre vom Trauma. Münch. med. Wschr. **58**, 2530 (1911).

Rosenkranz, K. A., und E. Fritze: Herzinfarkt und Brustkorbtrauma. H. Unfallheilk. **75**, 29—34 (1963).

Rywlin, A., und Th. Rabinowicz: Zit. bei Zehnder.

Saldeen, T.: Fatal neck injuries caused by use of diagonal safety belts. J. Trauma **7**, 856—862 (1967).

Sandor, F.: Incidence and significance of traumatic mediastinal haematoma. Thorax **22**, 43—62 (1967).

Schlomka, G.: Commotio cordis. Klin. Wschr. **12**, 1677—1683 (1933).

—, u. A. Hinrichs: Experimentelle Untersuchungen über den Einfluß stumpfer Brustkorbverletzungen auf das Elektrokardiogramm. Z. ges. exp. Med. **81**, 43—61 (1932).

—, u. M. Schmitz: Experimentelle Untersuchungen über den Einfluß stumpfer Brustkorbtraumen auf das Elektrokardiogramm. Z. ges. exp. Med. **83**, 779—791 (1932).

—, —, Experimentelle Untersuchungen über den Einfluß stumpfer Brustkorbtraumen auf das Herz. III. Mitteilung. Z. ges. exp. Med. **85**, 171—196 (1932).

—, —, Experimentelle Untersuchungen über den Einfluß stumpfer Brustkorbtraumen auf das Herz. IV. Mitteilung. Die akute traumatische Herzdilatation. Z. ges. exp. Med. **90**, 301—318 (1933).

Schröder, H.: Zur Mechanik organischer Schäden des Herzens und der großen Gefäße bei stumpfen Thoraxtraumen. Mschr. Unfallheilk. **69**, 422—427 (1966).

Schwartz, G.: Heart Trauma. Western Medicine. Medical Journal **7**, 285—289 (1966).

Schweitzer, H.: Isolierte Zerreißung gesunder Pulmonalklappen bei Verletzungen des Brustkorbes. Mschr. Unfallheilk. **57**, 342—346 (1954).

—, Über Herz- und Gefäßverletzungen bei verschiedenen Gewalteinwirkungen. Dtsch. Z. ges. gerichtl. Med. **57**, 169—178 (1966).

Sealy, W. C.: Contusion of the lung from nonpenetrating injuries to the thorax. Arch. Surg. (Chicago) **59**, 882—887 (1949).

Shennan, T.: Traumatic (false) aneurysm of the aorta. J. Path. Bact. **32**, 795—798 (1929).

Sinnhuber, F.: Das Trauma als Aetiologie bei Aortenklappeninsuffizienz. Dtsch. med. Wschr. **30**, 1161—1164 (1904).

Slätis, P. L.: Injuries in fatal traffic accidents. An analysis of 349 medicolegal autopsies. Acta chir. scand. Suppl. 247 (1962).

Spencer, F. C., P. F. Guerin, H. A. Blake, und H. T. Bahnson: A report of fifteen patients with traumatic rupture of the thoracic aorta. J. thorac. cardiov. Surg. **41**, 1—22 (1961).

Stapp, J. P.: Human exposure to linear deceleration. Air Force Technical Report nr 5955, dec. 1951.

Stapp, J. P.: Human tolerance to deceleration; summary to 166 runs. J. Aviation Med. **22**, 42 (1951).
—, Human tolerance to deceleration. Amer. J. Surg. **93**, 734—740 (1957).
Steiner, P.: Lésions traumatiques et anéurysmes disséquants de l'aorte. Festschrift Heinrich Zangger, I. Teil, 354—364. Zürich—Leipzig—Stuttgart: Rascher & Cie. 1935.
Strassmann, G.: Traumatic rupture of the aorta. Amer. Heart J. **33**, 508—515 (1947).
Szakacs, A.: Traumatic rupture of papillary muscles with unrecognized cardiac tamponade. J. forensic. Sci. **11**, 174—178 (1966).
Tabbara, W., J. Proteau, G. Dumont, und L. Dérobert: A propos de la rupture traumatique de l'aorte. Etude anatomo-clinique de 7 noveaux cas. Ann. Méd. lég. **42**, 390—404 (1962).
Tannenbaum, I., und J. A. Ferguson: Rapid deceleration and rupture of the aorta. Arch. Path. **45**, 503—505 (1948).
Thorel, C.: Pathologie der Kreislauforgane des Menschen. XI. Traumatische Herzerkrankungen. Erg. allg. Path. path. Anat. **17**/II, 636—668 (1915).
Thorén, L.: Traumatic rupture of normal aorta. Uppsala Läk. - Fören. Förh. Ny följd **53**, 207—223 (1948).
Tretzel, L.: Ruptur einer Aortenklappe infolge körperlicher Anstrengung. Berl. klin. Wschr. **28**, 1073—1074 (1891).
Urbach, J.: Die Verletzungen des Herzens durch stumpfe Gewalt. Beitr. gerichtl. Med. **4**, 104—293 (1922).
Veith: Zit. bei Weigl.
Veress, L.: Hauptschlagaderverletzung infolge eines Brustbeinbruches. Dtsch. Z. ges. gerichtl. Med. **56**, 10—13 (1965).
Voigt, G. E.: Zur Mechanik der Ringbrüche der Schädelbasis und der Verletzungen der oberen Halswirbelsäule. Arch. orthop. Unfall-Chir. **54**, 598—611 (1962).
—, Untersuchungen zur Mechanik der Beckenfrakturen und -luxationen. H. Unfallheilk. **85**, 1965.
—, Zur Diagnostik frischer Myocardläsionen. Dtsch. Z. ges. gerichtl. Med. **59**, 113—118 (1967).
Voigt, J.: Laesio traumatica cordis, eine Frage von locus electus. 46. Tagung der Deutschen Gesellschaft für gerichtliche und soziale Medizin. Kiel 1967.
Warburg, E.: Subacute and chronic pericardial and myocardial lesions due to non-penetrating traumatic injuries. A clinical study. Copenhagen, Levin & Munksgaard, Ejnar Munksgaard, London, Humphrey Milford, Oxford University Press 1938.
—, Myocardial and pericardial lesions due to non-penetrating injury. Brit. Heart J. **2**, 271 (1940).
Watson-Jones, R.: Fractures and joint injuries. 3. Aufl. Baltimore: The Williams and Wilkins Comp. 1943.
Weigl, E.: Die Herzläsion als Folge stumpfer Brustkorbtraumen. Zbl. Chir. **90**, 2509—2516 (1965).
Wilms: Diss. Kiel 1920, zit. bei Zehnder.
Wilson, G. E.: Mechanical injuries of the heart and the great vessels. J. forensic. Sci. **3**, 330—345 (1958).
Wyman, A. C.: Roentgenologic diagnosis of traumatic rupture of the thoracic aorta. Arch. Surg. **66**, 656—663 (1953).
Zehnder, M. A.: Delayed post-traumatic rupture of the aorta in a young healthy individual after closed injury. Mechanical-etiological considerations. Angiology **7**, 252—267 (1958).
—, Symptomatologie und Verlauf der Aortenruptur bei geschlossener Thoraxverletzung an Hand von 12 Fällen. Thoraxchirurgie **8**, 1—46 (1960/61).
—, Unfallmechanismus und Unfallmechanik der Aortenruptur im geschlossenen Thoraxtrauma. Thoraxchirurgie **8**, 47—65 (1960/61).
Zuckerman, S.: Experimental study of blast injuries of the lungs. Lancet **1940**/2, 219—224.

Die Untersuchungen wurden mit Mitteln des schwedischen Staatlichen Verkehrssicherheitsrates und der Stiftung „Maggie Stephen" durchgeführt.